Ellen Spangenberg
Dem Leben wieder trauen

Ellen Spangenberg

Dem Leben wieder trauen

Traumaheilung nach sexueller Gewalt

Patmos Verlag

Wichtiger Hinweis:
Die in diesem Buch enthaltenen Informationen, Hinweise und Übungen wurden nach bestem Wissen der Autorin erstellt und sorgfältig geprüft. Sie ersetzen jedoch nicht den persönlich eingeholten (psycho-)therapeutischen oder medizinischen Rat. Verlag und Autorin können für Irrtümer oder etwaige Schäden, die aus der Anwendung der dargestellten Informationen, Hinweise oder Übungen resultieren, keine Haftung übernehmen. Deren Nutzung bzw. Durchführung erfolgt auf eigene Verantwortung der Leserinnen und Leser.

MIX
Papier | Fördert gute Waldnutzung
FSC® C083411
www.fsc.org

Klimaneutral
Druckprodukt
ClimatePartner.com/14549-2003-1001

Die Verlagsgruppe Patmos ist sich ihrer Verantwortung gegenüber unserer Umwelt bewusst. Wir folgen dem Prinzip der Nachhaltigkeit und streben den Einklang von wirtschaftlicher Entwicklung, sozialer Sicherheit und Erhaltung unserer natürlichen Lebensgrundlagen an. Näheres zur Nachhaltigkeitsstrategie der Verlagsgruppe Patmos auf unserer Website www.verlagsgruppe-patmos.de/nachhaltig-gut-leben
Bibliografische Information der Deutschen Nationalbibliothek

Die Deutsche Nationalbibliothek verzeichnet diese Publikation in der Deutschen Nationalbibliografie; detaillierte bibliografische Daten sind im Internet über http://dnb.d-nb.de abrufbar.

Verlagsgruppe Patmos in der Schwabenverlag AG, Ostfildern
www.verlagsgruppe-patmos.de

Überarbeitete und aktualisierte Neuausgabe des 2021 in der 6. Auflage erschienen gleichnamigen Titels.
Umschlaggestaltung: Finken & Bumiller, Stuttgart
Umschlagabbildung: Nella/shutterstock.com
Gestaltung, Satz und Repro: Schwabenverlag AG, Ostfildern
Druck: CPI books GmbH, Leck
Hergestellt in Deutschland
ISBN 978-3-8436-1455-9

Inhalt

TEIL II
TRAUMA UND SELBSTHILFE

Überlebenskunst

Der Wunsch, wieder heil und lebendig zu werden, die Sehnsucht, in den Fluss des Lebens einzutauchen und die seelische Totenstarre aufzuschmelzen, ist sexuell traumatisierten Frauen aufs Tiefste vertraut. Sie möchten Abgespaltenes integrieren und neu beseelen, möchten wieder beziehungsfähig werden, sich wieder spüren, wieder glauben, lieben und hoffen können.

Verletzte Menschen brauchen die Perspektive, dass dem Leben wieder zu trauen ist, dass etwas Sinn machen und wieder gut werden kann, wie uns die Weisheit der Märchen, Mythen und spirituellen Traditionen verheißt. In »Dem Leben wieder trauen«, von einer ärztlichen Psychotherapeutin geschrieben, haben wir ein Selbsthilfebuch, das diese Weisheit alltagsnah, überzeugend und liebevoll ermutigend vermittelt.

Das Buch handelt von kreativem Bewältigungsverhalten nach traumatischen Erfahrungen und gibt damit viele Beispiele für Überlebenskunst. Überlebenskunst meint Prozesse der Wiederaneignung von Verlorenem, z. B. über alles Schmerzliche hinweg; es geht darum, um die Möglichkeit eines selbstbestimmten Lebens zu kämpfen, dem Schicksal zu trotzen und sich selbst nach Ohnmacht und Willkürerfahrungen wieder neu zu entwerfen. Der Gedanke der »Aneignung« des Lebens, wie er in einer Philosophie der Lebenskunst besonders von Wilhelm Schmid beschrieben worden ist, kann auch zu einem Schlüssel der Traumaheilung werden: als das Ringen um Identität nach der Entsubjektivierung durch sexuelle Gewalt.

Mit großem Respekt vor traumatisierten Frauen und ihrem Heilungspotenzial beschreibt Ellen Spangenberg ressourcenaufbauende Aspekte und wie diese in den Alltag zu integrieren sind, damit der Umgang mit sich selbst und den anderen lebensbefähigender wird. Viele Übungen bestärken Frauen in ihren Sinn-Suchbewegungen, helfen ihnen, zu sich selbst und der Welt wieder in Beziehung zu treten, und geben Unterstützung, sich die Kraftquellen von Spiritualität und Natur zu erschließen. Sexuell verletzte Frauen erfahren Hilfestellungen, um den Beschädigungen der Seele, dem Seelenverlust entgegenzutreten. Es geht um Wege aus Sucht, Angst, Schuld und Scham. Die plausibel beschriebenen Selbsthilfemöglichkeiten helfen, wieder Macht und Kontrolle über die Symptome zu gewinnen, die Frauen im Würgegriff gehalten haben. So schlägt dieses Buch einen Bogen von der Ohnmacht während des traumatischen Geschehens über die Bemächtigung durch den Täter hin zur Ermächtigung der Frauen. Es unterstützt sie, mit blockierten Lebensprozessen anders umzugehen, hilft, Wachstumsimpulse zu verstärken, und macht Mut, sich dem Leben wieder anzuvertrauen und der Liebe eine Chance zu geben.

Sorgfältig erklärt die Autorin die Dynamik des Traumatisierungsprozesses und hilft so, sich besser zurechtzufinden in einem Körper, mit dem ich nichts mehr zu tun haben möchte, einer Seele, die mir fremd geworden ist, einem Kopf, auf den ich mich nicht mehr verlassen kann, und einer Welt, die ich nicht mehr verstehe. Eine sexuell verwundete Frau muss sich als eine Sich-Wandelnde begreifen, denn nach dem Trauma ist nichts mehr so, wie es vorher war. Sie spürt, dass es so mit ihr nicht mehr weitergehen kann und sie sich darum um- und neu gestalten muss. Eine veränderte Sichtweise auf das, was geschehen ist, ein differenzierteres Verstehen, birgt auch die Möglichkeit zu einer veränderten Seinsweise.

Die Übungen und Visualisierungen machen zu einem Perspektivenwechsel fähig und unterstützen den Prozess, eine bejahenswerte Existenz zu verwirklichen – trotz allem. Ellen Spangenberg zeigt überzeugend, was Überlebenskunst nach sexueller Gewalt bedeuten kann, nämlich das dauernde Objektsein zu überwinden und wieder ein Subjekt zu werden. Die Autorin verleiht den Frauen eine Sprache, sie hilft beim Benennen und Enttabuisieren, fördert ohne Fachjargon das Verstehen von Traumatisierungen und den Prozess der Traumaverarbeitung. Bescheiden und getragen von einer liebevollen, achtsamen Haltung, spricht sie verletzten Menschen die Zuversicht zu, dass

Heilung möglich ist, und lässt die traumatisierten Frauen an ihrem reichhaltigen Erfahrungswissen teilhaben.

Die zahlreichen Übungen sind eine Schatztruhe, um das Leben wieder anders zu lernen, »leise«, wie Nelly Sachs einst formulierte. Das Buch verweist auf Möglichkeiten, die vom Terror der Einsamkeit zu einem Miteinander in Verbundenheit führen. Die Anregungen, Imaginationen und Reflexionen zeigen Wege auf aus Zerstörung und Verstörung, um zur Selbstgestaltung und Selbstermächtigung fähig zu werden. Von Nietzsche haben wir gelernt, man müsse Chaos in sich haben, um einen tanzenden Stern gebären zu können. Ellen Spangenberg macht Mut, dass tanzende Sterne nach chaotischen, traumatischen Erfahrungen möglich sind.

Ursula Wirtz

Einleitung

Die Diskussion über Traumatisierungen, ihre Folgen, Behandlungs- und Selbsthilfemöglichkeiten ist inzwischen recht verbreitet. Dies verwundert nicht in einer Gesellschaft, in der die (Bereitschaft zur) Gewalt ständig zunimmt. Auch werden die Folgen der emotional nicht wirklich verarbeiteten Weltkriege immer deutlicher, und die nachfolgenden Generationen drängen zu einer Aufarbeitung,[1] sodass das Thema Trauma »populär« geworden ist.

Besonders sexualisierte Gewalt ist über sehr lange Zeit ein Tabuthema gewesen, und es ist nicht zuletzt der Frauenbewegung zu verdanken, dass hierfür ein öffentliches Interesse geschaffen wurde. Dies hat auch dazu geführt, dass Frauen ihr Schweigen überwinden und sich Hilfe im professionellen System suchen.

Seitdem das Ausmaß von Traumatisierungen und ihren Folgen genauer erfasst wird, besteht ein großes Interesse daran, traumatisierten Menschen zu helfen. So wurden seit den 1990er-Jahren neue Psychotherapiekonzepte entwickelt, in denen es auch um ausführliche Aufklärung und Vermittlung von Selbsthilfestrategien sowie um das Erlernen von Imaginations-, Distanzierungs- und weiteren Stabilisierungsübungen geht – wie auch in diesem Buch.

Der Bedarf nach unterstützender Literatur für den eigenen Heilungsprozess ist enorm groß – so bin ich von Klientinnen immer wieder nach (Selbsthilfe-)Büchern gefragt worden. Trotz des inzwischen recht großen und guten Angebotes in diesem Bereich vermisste ich ein Buch, das sich einerseits feministisch und parteilich auf die Situation betroffener Frauen bezieht, andererseits aber aus der Perspektive und mit dem Abstand einer professionellen Begleiterin geschrieben ist und das keine detaillierten Schilderungen von Traumatisierungen enthält, die die Leserin unnötig belasten.

So war ich sehr dankbar, als ich von Christiane Neuen vom

Patmos Verlag angefragt wurde, ein solches Buch zu schreiben. Ich habe keine neuen Methoden erfunden, sondern das niedergeschrieben, was ich von meinen Lehrer*innen und Vorbildern gelernt habe, was ich selbst in meiner therapeutischen Arbeit anwende, im Austausch mit Kolleg*innen begriffen habe, und am allermeisten: was ich von meinen Klient*innen erfahren und lernen durfte. Beim Schreiben wurde mir noch einmal mehr bewusst, wie groß diese Schätze und Ressourcen tatsächlich sind. Das hat mich – trotz der Schwere des Themas – mit tiefer Freude und Dankbarkeit erfüllt. All diese Schätze möchte ich weitergeben.

Dieses Buch kann und soll eine Psychotherapie nicht ersetzen, was auch kein Ratgeber je leisten könnte. Es kann vielmehr als eine Art Begleitbuch zu einer Psychotherapie genutzt werden und zu einer Psychotherapie motivieren oder hierauf vorbereiten. Es kann helfen, den Alltag leichter zu bewältigen, Erfahrungen aus der Psychotherapie noch besser zu begreifen und Heilsames zu vertiefen. Hiermit wendet es sich in erster Linie an betroffene Frauen. Aber auch Psychotherapeut*innen können möglicherweise aus dem Buch Anregungen bekommen und neue Ideen in ihre Arbeit einfließen lassen. Dass das Buch nunmehr in der 7. Auflage erscheint, zeigt, dass es Betroffenen von großem Nutzen ist. Aus diesem Grund wurde es nun überarbeitet und aktualisiert.

Nach einer umfassenden Einführung zum Thema »Trauma und Traumatherapie« im ersten Teil des Buches folgen in Teil II »Trauma und Selbsthilfe« vor allem praktische Hinweise. Ich gehe auf den Sinn und die Funktion einzelner Symptome sowie auf geeignete Selbsthilfemöglichkeiten und Übungen ein. Dabei kann das Kapitel »Heilsamer Umgang mit Symptomen« wie eine Art Nachschlagewerk genutzt werden, um rasch in den jeweiligen Unterkapiteln symptombezogene Tipps und Anregungen zu finden. Wenn Übungen zunächst mithilfe der Psychotherapeutin erprobt werden sollten, um sich allein nicht damit zu überfordern, weise ich darauf hin.

Ich habe mich entschieden, fast durchgängig die weibliche Schreibweise zu verwenden, um die weibliche Sicht auf das Thema deutlich zu machen. Das wird sexuell traumatisierten Männern und männlichen Traumatherapeuten womöglich nicht gerecht. Ich finde es auch wichtig, dass zum Thema sexualisierter Gewalt gegenüber Jungen und Männern noch mehr geforscht und veröffentlicht wird. Bei sexualisierter Gewalt gibt es meiner Erfahrung nach erhebliche Unterschiede zwischen Frauen und Männern, was die Erlebens- und Verarbeitungsweise betrifft, sodass ich geschlechtsspezifische Ansätze erforderlich finde. Hierzu soll mein Buch aus weiblicher Sicht einen Beitrag leisten. Zudem nutze ich an Stellen, an denen ich mich auf männlich, weiblich und divers beziehe, die Schreibweise mit *.

Ich habe mich sehr bemüht herauszufinden, auf wen die beschriebenen Übungen, Anregungen und Ideen ursprünglich zurückgehen, was nicht immer ganz einfach war, weil sehr viele kompetente Menschen Hilfreiches (weiter-)entwickelt haben. Da ich mich mit vielen unterschiedlichen Gedanken und Konzepten anderer Autor*innen beschäftigt habe, konnte ich nicht immer genau rekonstruieren, welche meiner Gedanken von wem inspiriert worden sind. Ich bitte daher um Verständnis, falls die eine oder andere Quelle nicht genannt wird, und bin dankbar für diesbezügliche Hinweise. Meinen Leserinnen wünsche ich, dass sie beim Lesen dieses Buches in ihrem Heilungsprozess bestärkt werden, dass ihnen neue Ideen zufliegen und dass sie Zuversicht und Leichtigkeit sowie Lebendigkeit und Freude (wieder-)finden können.

TEIL I

TRAUMA UND TRAUMATHERAPIE

I. Was ist sexuelle Gewalt?

Die frühen Jahre

Ausgesetzt
In einer Barke von Nacht
Trieb ich
Und trieb an ein Ufer.
An Wolken lehnte ich gegen den Regen.
An Sandhügel gegen den wütenden Wind.
Auf nichts war Verlaß.
Nur auf Wunder.
Ich aß die grünenden Früchte der Sehnsucht,
Trank von dem Wasser, das dürsten macht.
Ein Fremdling, stumm vor unerschlossenen Zonen,
Fror ich mich durch die finsteren Jahre.
Zur Heimat erkor ich mir die Liebe.
MASCHA KALÉKO[2]

Was ist ein Trauma? Hintergründe und Definitionen

Alle Welt spricht heute von Trauma und Traumatisierung, woran sich zeigt, dass die Öffentlichkeitsarbeit wirksam war und die Gesellschaft sich auf breiter Ebene mit dem Thema auseinandersetzt. Das ist ein positives Ergebnis der langjährigen Arbeit engagierter Menschen in diesem Bereich. Gleichzeitig hat es dazu geführt, dass der Begriff Trauma unkritisch eingesetzt und hierdurch verwässert wird. So werden heute auch Kränkungen und Verletzungen rasch als Trauma bezeichnet, ohne dass es sich tatsächlich um Traumatisierungen handelt. Das wird meines Erachtens weder der Auseinandersetzung mit dem Thema noch den traumatisierten Menschen gerecht. Mir ist es daher wichtig, den Begriff Traumatisierung sorgfältig zu definieren und achtsam zu verwenden.

Ein Trauma ist ein gewaltvolles oder überwältigendes Ereignis, durch das die Bewältigungsstrategien eines Menschen überfordert werden. Meist geht dieses Ereignis mit einer (Lebens-)Bedrohung einher. Eine Traumatisierung ist die Reaktion eines Menschen auf dieses Ereignis, die individuell sehr unterschiedlich sein kann. Für eine Traumatisierung typisch ist das ausgeprägte und nahezu unerträgliche Erleben von Ohnmacht, Hilflosigkeit und Ausgeliefertsein. Die normale Reaktion eines Menschen auf Bedrohung wäre Kampf oder Flucht (*fight or flight*). Genau diese beiden Reaktionswege sind bei einem Trauma jedoch unmöglich; Körper und Seele können sich der Situation nicht entziehen. Daher muss der betroffene Mensch in einer traumatischen Situation auf besondere Notfall- oder Überlebensstrategien zurückgreifen.

Die üblichste Bewältigungsstrategie ist die Dissoziation

Dissoziation bedeutet Abspaltung, ist also das Gegenteil von Assoziation (= Zusammenführung). Abgespalten werden kann die gesamte Erinnerung an das Ereignis oder an Teilbereiche davon. Es können bestimmte Sinneswahrnehmungen abgespalten oder verzerrt wahrgenommen werden, z. B. Gerüche oder Geräusche. Es können die zugehörigen Gefühle abgespalten sein oder bestimmte Körperempfindungen. Es kann auch umgekehrt sein, dass nur der Körper Erinnerungen speichert, die sich dann in Form von Schmerzen äußern, ohne dass bewusst der Bezug zu einer Traumatisierung hergestellt werden kann. Sinn und Zweck der Dissoziation ist es, das Trauma in Bruchstücke aufzusplitten. Hierdurch wird es erträglicher gemacht, denn in der Gesamtheit – auch in der Erinnerung – wäre es überwältigend und daher nicht zu verarbeiten. Dissoziation ist eine Art »Flucht nach innen«, wenn Flucht in der äußeren Realität nicht mehr gelingt. Sie kann ein Totstell-Reflex sein, der hilft, nichts mehr zu spüren, nichts mehr wahrzunehmen. So können die gesamte Schmerzwahrnehmung oder auch das Empfinden von Angst ausgeschaltet sein. Die Dissoziation ist damit ein sehr wirksamer Schutz vor Überflutung, sie kann jedoch viele »unerwünschte Nebenwirkungen« haben und später die Alltagsbewältigung erschweren.

Es gibt verschiedene Formen der Traumatisierung. Ich möchte diese hier nicht im Detail ausführen, um keine Erinnerungsbilder, sogenannte Flashbacks, bei Leserinnen auszulösen, aber doch kurz auf Unterschiede eingehen.

Einerseits gibt es Traumata, die durch »höhere Gewalt« oder äußere Umstände verursacht werden, wie z. B. Unfälle, Naturkatastrophen, Schicksalsschläge oder schwere Erkrankungen. Deutlich häufiger sind andererseits sogenannte »man made« Traumata, also überwältigende Erfahrungen, die von Menschen verursacht werden, wie Angriffe, Überfälle, sexualisierte und häusliche Gewalt. Hier wird nicht nur das Leben an sich erschüttert, sondern auch das Vertrauen in andere Menschen, was den Heilungsprozess deutlich erschweren kann.

Es gibt kollektive Formen der Traumatisierung, z. B. durch Kriege. Auch die Verfolgung von einzelnen Menschen oder ganzen Volksgruppen aufgrund ethnischer oder religiöser Zugehörigkeit, aufgrund sexueller Orientierung oder politischen Engagements kann hierzu gezählt werden.

Besonders schwerwiegende Folgen hat es, wenn traumatische Verletzungen in der Kindheit erlebt werden, wenn dies häufiger geschieht und wenn dies durch Menschen verursacht wird, von denen das Kind abhängig ist – wie z. B. von den Eltern oder anderen wichtigen Bezugspersonen –, da sich das Kind dann nicht wehren oder in Sicherheit bringen kann.

Es macht auch einen Unterschied, ob ein Trauma einmalig geschieht (Mono-Trauma) und danach wieder Sicherheit hergestellt werden kann, oder ob es wiederholt zu Traumatisierungen kommt – vielleicht sogar über Jahre hinweg (komplexe Traumatisierungen). Es ist naheliegend, dass in der zuletzt beschriebenen Situation die Folgen meist sehr viel schwerwiegender und weitreichender sind als nach einem einmaligen Ereignis.

Häufig sind die in der Kindheit erlebten Übergriffe oder Gewalterfahrungen nicht mehr erinnerbar. Durch eine erneute Traumatisierung im späteren Lebensalter, aber auch durch andere Belastungen, die das Leben bereithält, können diese früheren »ruhenden« Gewalterfahrungen wiederbelebt werden und sich dann in Form von Erinnerungen oder Symptomen bemerkbar machen. Dann hat die betroffene Frau mit zwei schweren Belastungen zurechtzukommen: den aktuellen (auslösenden) und den darunter verborgenen früheren Traumatisierungen.

> Eine Klientin berichtete, dass sie sich nur wenig an ihre Kindheit erinnern könne, aber immer den Eindruck hätte, es sei alles in Ordnung gewesen. Nachdem sie als Verkäuferin in einer Drogerie von einem Jugendlichen bedroht worden war, konnte sie sich von diesem Ereignis nicht erholen und hatte hierfür keine rechte Erklärung. Der Vorfall sei doch relativ harmlos und nicht ernsthaft gefährlich gewesen. Allmählich tauchten im Lauf der Psychotherapie dann Erinnerungen an die in der Kindheit erlebten Misshandlungen durch ihren älteren Bruder auf. Dadurch wurde ihr verständlicher, warum sie vor dem Hintergrund der früheren Gewalterfahrungen so stark auf den Jugendlichen reagiert hatte.

Wie stark sich Traumatisierungen auf Seele und Körper auswirken, hängt von verschiedenen Faktoren ab, wobei es Umstände gibt, die die Bewältigung und Heilung fördern, und andere, die sie erschweren. Von Bedeutung ist hierbei die Art der Traumatisierung, wie oben beschrieben. Je früher in der Lebensgeschichte bzw. in der Kindheit eine Traumatisierung stattfindet, desto gravierender sind die Folgen. Noch schwerwiegender sind diese, wenn sich die Traumatisierungen wiederholen und der/die Täter aus dem nahen sozialen Umfeld stammen. Schon die Gefahr einer Wiederholung, ohne dass diese tatsächlich stattfindet, hat starke negative Auswirkungen. Die Fähigkeiten des betroffenen Menschen, ein Trauma zu bewältigen, sind sehr unterschiedlich ausgebildet und hängen von verschiedenen Faktoren ab, etwa von der äußeren Unterstützung, der Sicherheit der eigenen Lebensumstände und davon, ob ein späteres Trauma vor dem Hintergrund früherer Traumatisierungen passiert. Bleibende körperliche Folgeerkrankungen oder Behinderungen erschweren in der Regel die Verarbeitung, ein unterstützendes verständnisvolles Umfeld und angemessene professionelle Unterstützung können den Heilungsprozess hingegen erleichtern.

Angriff auf Körper und Seele – sexualisierte Gewalt gegen Frauen

Sexualisierte Gewalt gegenüber Frauen gibt es in sehr vielen verschiedenen Formen. Sie beginnt bei frauenfeindlicher Sprache, anzüglichen Blicken oder verbalen Belästigungen und umfasst auch Diskriminierungen aufgrund des weiblichen Geschlechts. Mit sexueller Gewalt im engeren Sinne sind ungewollte sexuelle Berührungen bis hin zum erzwungenen Geschlechtsverkehr gemeint.

Sexualisierte Gewalt verletzt auf besonders schwere Weise die körperlichen und seelischen Grenzen eines Menschen, da auch die Scham- und Intimgrenzen massiv überschritten werden. Eine betroffene Frau verliert die Kontrolle über sich und ihren Körper – und das in den sensibelsten und intimsten körperlichen Bereichen. Das kann schwerwiegende und anhaltende Folgen für Körper und Seele nach sich ziehen.

Bereits die einmalige Erfahrung eines Übergriffs kann das gesamte Leben erschüttern und verändern. Sehr häufig erleben Frauen, die bereits in der Kindheit traumatisiert wurden, im Lauf ihrer Lebensgeschichte jedoch weitere Gewalt und Übergriffe. Das liegt mit daran, dass sie nur wenig lernen konnten, eigene Grenzen wahrzunehmen und zu verteidigen. Auch nehmen Menschen, die längere Zeit traumatischem Stress ausgesetzt waren, aufgrund der fortwährenden Dissoziation Warnsignale oft nicht mehr wahr oder haben verlernt, ihrer eigenen Wahrnehmung zu trauen und danach zu handeln. Häufig ist ein Leben ohne Gewalt gar nicht vorstellbar, weil sie es nie erlebt haben. So bleiben traumatisierte Frauen oft in gewalttätigen Partnerschaften und erleben hier erneut Missachtung und Grenzverletzungen.

Zur Häufigkeit von sexualisierter Gewalt gibt es zahlreiche verschiedene Angaben, die je nach Aufbau und Zielsetzung der Studien sowie Hintergrund und Motiv der Wissenschaftler*-innen deutlich variieren. Genaue Zahlen zu erhalten, ist schon deshalb schwierig, weil es eine sehr hohe Dunkelziffer gibt, über die sich natürlich nur spekulieren lässt. Auch erinnern sich viele Frauen an sexuelle Gewalterfahrungen in ihrer Kindheit gar nicht oder nur vage. Anderen fällt es ausgesprochen schwer, darüber zu sprechen. Zudem sind Redeverbote häufig noch wirksam. Durch diese Hindernisse ist es schwer, zuverlässige Zahlen zu bekommen.

Studienergebnisse[3], auf die ich mich hier beziehe, zeigen, dass sexuelle Übergriffe in unserer Gesellschaft bei 20–30 Prozent der Kinder und Jugendlichen unter 18 Jahren vorkommen. Von den betroffenen Kindern und Jugendlichen sind 70–80 Prozent Mädchen. Meist kommt es neben sexuellen Grenzverletzungen auch zu anderen Formen von Gewalt wie körperlichen Misshandlungen oder psychischer Gewalt. Mehr als 90 Prozent der Täter* sind männlich, 70–90 Prozent der Täter kommen aus dem engeren Umfeld eines Kindes, 30–70 Prozent der Täter sind Familienmitglieder. Wenn sich Kinder einem anderen Menschen anvertrauen und über die Gewalt berichten, werden sie nur in 27 Prozent der Fälle ernst genom-

* Da über 90 Prozent männliche Täter sind, habe ich mich entschieden, die männliche Sprachform beizubehalten.

men. Sexuelle Übergriffe durch Frauen machen immerhin fast 10 Prozent aus; Gewalt durch Frauen wird jedoch meist stärker tabuisiert und weniger ernst genommen. Das sind sehr erschütternde Zahlen für eine Gesellschaft, die sich gerne als aufgeklärt, modern und gleichberechtigt versteht.

Im Erwachsenenalter sehen die Zahlen[4] nicht viel besser aus: 40 Prozent der Frauen erleben mindestens einmal in ihrem Erwachsenenleben (ab 16 Jahren) körperliche oder sexuelle Gewalt, sexuelle Belästigungen erleben 58 Prozent der Frauen, 42 Prozent erleben psychische Gewalt, die von Einschüchterung, aggressivem Anschreien, Verleumdungen, Drohungen, Demütigungen bis hin zu Psychoterror reicht. 25 Prozent der in Deutschland lebenden Frauen erleben Gewalt durch aktuelle oder frühere Beziehungspartner.

Ich möchte mit diesen Zahlen nicht schockieren, auch wenn die Zahlen schockierend sind, sondern darauf aufmerksam machen, dass sexualisierte Gewalt ein riesiges ungelöstes gesellschaftliches Problem ist. Hier zeigt sich nach wie vor die Frauenverachtung einer patriarchalen Gesellschaft, in der trotz einiger hart erkämpfter Veränderungen die Menschenrechte von Frauen noch immer nicht ernst genug genommen werden. Und ich möchte auch verdeutlichen, dass traumatisierte Frauen keine »Einzelfälle« sind, sondern dass diese Form der Gewalt System hat und dass es weiterhin erforderlich ist, engagiert dagegen vorzugehen.

Im Folgenden möchte ich Gewalt im Erwachsenenalter und Übergriffe in der Kindheit und Jugendzeit getrennt betrachten, da es jeweils Besonderheiten gibt. Dabei beziehe ich mich auch auf die Informationsmaterialien und Stellungnahmen des Bundesverbands der Frauenberatungsstellen und Frauennotrufe.[5]

Sexuelle Gewalt im Erwachsenenalter

Jede sexuelle Handlung, die gegen den Willen einer Frau durchgeführt wird oder zu deren Durchführung sie gezwungen wird, ist Gewalt.

Schon bei dem Begriff *sexuelle* Gewalt wird es schwierig: Er legt nahe, dass es sich um Sexualität handeln könnte. Es zeigt sich jedoch, dass es den Tätern in der Regel nicht um sexuelle Bedürfnisbefriedigung geht, sondern darum, Macht auszuüben und hierfür das Mittel körperlicher/sexueller Grenzverletzungen einzusetzen. Von daher ist der Begriff der »sexualisierten« Gewalt zutreffender, da hierdurch deutlicher wird, dass nicht Sexualität das Ziel ist, sondern eine sexuelle Handlung dazu benutzt wird, über einen anderen Menschen Macht auszuüben, diesen zu demütigen und zu unterwerfen.

Es gibt weitere Vorurteile über sexualisierte Gewalt: So sind Täter nur in den selteneren Fällen wirklich die »perversen Triebtäter«, die an dunklen Ecken und hinter Büschen lauern und vor denen Mädchen und Frauen immer wieder gewarnt werden. Dies ist ein Mythos, durch den lange Zeit das Ausmaß von Gewalt innerhalb sozialer Beziehungen verschleiert wurde. In den allermeisten Fällen stammen die Täter aus dem sozialen Nahbereich der Frau oder des Mädchens. In der Kindheit sind es meistens Väter, Stiefväter, Großväter, Brüder, Cousins, Onkel, Nachbarn, Lehrer, Pfarrer, Erzieher, Trainer usw. Und im Erwachsenenalter sind die Täter meistens (frühere) Partner, Freunde, Bekannte, Kollegen, Vorgesetzte.

Ein weiterer Mythos ist, dass vor allem junge, attraktive, leichtsinnige und »aufreizend« gekleidete Frauen sexuelle Übergriffe erleben. Dabei schwingt dann auch mit, dass sie selbst schuld seien und dass sie den Täter provoziert hätten. Statistiken zeigen, dass alle Frauen, unabhängig von Alter, Aussehen, körperlicher Verfassung oder sozialem Status, Opfer eines sexualisierten Angriffs werden können. Frauen mit Behinderungen, Migrantinnen oder lesbische Frauen erleben oft zusätzliche Angriffe oder Diskriminierungen aufgrund ihres »Andersseins«. Trotz aller Aufklärung hält sich noch immer der Mythos von der Schuld der Frau, die – womit auch immer – zu der Gewalt beigetragen habe. Das erschwert auf fatale Weise den Heilungsprozess, in dem betroffene Frauen ohnehin mit quälenden Schuldgefühlen konfrontiert sind. Dieser Schuldvorwurf dient einzig und allein dem Schutz und der Entschuldigung der Täter und geht auf Kosten der betroffenen Frauen. Auch wird immer noch oft mit zweierlei Maß gemessen: Wenn ein Mann unter Alkoholeinfluss die Grenzen einer Frau verletzt, kann ihm die Trunkenheit vor Gericht als strafmildernd ausgelegt werden, da er sich nicht mehr unter Kontrolle hatte. War hingegen die traumatisierte Frau alkoholisiert, so kann auch das dem Täter als strafmildernd ausgelegt werden, weil die Frau nicht mehr genug Kontrolle über sich selbst und die Situation hatte – und ihr somit quasi eine Teilschuld an dem Übergriff zugewiesen wird.

Frauen wird öfters vorgeworfen, dass sie sich nicht genug zur Wehr gesetzt hätten und deswegen für den Täter nicht erkennbar gewesen sei, dass er ihre Grenze verletzt habe. Diese Sichtweise unterstellt Männern eine erhebliche Unsensibilität, indem sie nur dann zu begreifen scheinen, dass sie gerade eine Grenze verletzen, wenn sie massive körperliche Gegenwehr auslösen. Das wird sicherlich vielen Männern nicht gerecht, die sich um einen achtsamen Umgang mit Frauen bemühen. Anderen Männern hingegen liefert es eine perfekte Ausrede für grenzenloses Verhalten. Sie meinen, sich alles erlauben zu dürfen, solange sie nicht massiv gestoppt werden. Und vor allem lässt diese Sichtweise die Lebensrealität von Frauen völlig außer Acht. Viele Frauen hatten in ihrem Leben nicht die Gelegenheit, ihre eigenen Grenzen wahrnehmen und verteidigen zu lernen. Viele Frauen haben große Angst vor (körperlichen) Auseinandersetzungen. Sie haben nicht gelernt, körperlich zu kämpfen, weil dies dem klassischen Frauenbild widerspricht. Viele fühlen sich oder sind einem Mann physisch zu unterlegen, um sich zur Wehr zu setzen. Die meisten Frauen haben keine Selbstverteidigungskurse besucht, in denen sie gelernt hätten, wie sie sich gut schützen und körperlich verteidigen können. Selbst wenn eine Frau sich körperlich wehren könnte, hat sie vielleicht große Hemmungen, einem anderen Menschen wehzutun, selbst wenn dies auf Kosten eigener körperlicher und seelischer Unversehrtheit geht. Noch größer ist diese Hemmung, wenn sie den Täter persönlich kennt und ihm bisher vertraut hat. Sie muss dann innerlich erst umschalten und realisieren, dass dieser Mann gerade ihre Grenze verletzt, was sie ebenfalls lähmen kann. Nicht zuletzt ist ein Trauma ja genau dadurch gekennzeichnet, dass die Überwältigung zu einer Erstarrung und Lähmung führen kann. *Auch eine Frau, die sich körperlich nicht wehrt, hat damit nicht ihre Zustimmung signalisiert und hat niemals Schuld an der ihr zugefügten Verletzung und Gewalt!*

Sexuelle Gewalt in der Kindheit und Jugendzeit

Jede sexuelle Handlung, die an einem Kind durchgeführt wird oder zu deren Durchführung es gezwungen wird, ist eine Grenzverletzung. Auch erzwungene Handlungen an Dritten oder sexualisierte Situationen ohne direkten Körperkontakt, z. B. das Betrachten von Bildern oder realen Szenen, fotografiert oder gefilmt zu werden, sind sexuelle Übergriffe.

Den juristisch korrekten Begriff des sexuellen Missbrauchs finde ich sehr heikel und möchte mich Ingrid Olbricht anschließen, die ihn kritisch hinterfragt hat.[6] Denn das Wort Missbrauch legt nahe, dass es auch einen Gebrauch geben könnte. Frauen und Mädchen werden hierdurch zu Gegenständen gemacht, die benutzt werden können. In diesem Wortgebrauch spiegeln sich also eine frauenverachtende Haltung und die Verharmlosung eines Verbrechens. Das Wort Missbrauch wurde außerdem immer wieder reißerisch von den Medien aufgegriffen. Von täterloyalen Bewegungen wie der False-Memory-Bewegung wird der »Missbrauch mit dem Missbrauch«[7] zum Schlagwort erhoben: Opfer von sexualisierter Gewalt werden angegriffen, diffamiert und der Lüge bezichtigt, Täter hierdurch geschützt.

Da der Begriff sexueller Missbrauch also von der Not der betroffenen Kinder und Frauen ablenkt, spreche ich von sexueller Ausbeutung, sexualisierter Gewalt oder sexueller Traumatisierung in der Kindheit oder Jugendzeit.

Das Fatale an Traumatisierungen in dieser frühen Lebensphase ist die zumeist bestehende Abhängigkeit von einem Täter und die Tatsache, dass ein Kind sich gegenüber Grenzverletzungen viel weniger zur Wehr setzen kann. Außerdem treffen die Übergriffe auf eine noch nicht ausgereifte Persönlichkeit, die hiervon zutiefst geprägt werden kann. Da der Täter meistens ein Vertrauensverhältnis ausnutzt, wird auch die Vertrauensfähigkeit des Kindes erschüttert.

Die Verarbeitung sexueller Ausbeutung in der Kindheit ist oft erschwert, wenn die Übergriffe mit Zuwendung verbunden waren. Nicht selten gibt es in Familien einen Mangel an kindgerechter Zuwendung, wodurch ein Kind empfänglicher wird für Freundlichkeiten, Geschenke o.Ä. Dies wird von Tätern gezielt ausgenutzt, und die Zuwendung wird immer mehr gekoppelt an den Druck, eine »Gegenleistung« erbringen zu müssen. Nicht immer sind die Täter hierbei körperlich gewalttätig; häufig werden eher Bestechung, Liebesentzug, Manipulation, Drohungen oder Erpressung eingesetzt.

Fast immer wird durch den Täter ein Redeverbot verhängt, das bis ins Erwachsenenalter hinein wirksam sein kann. Durch dieses Redeverbot werden die Täter geschützt und wird der Verarbeitungsprozess betroffener Frauen erschwert.

Auch gesellschaftlich war sexuelle Gewalt in der Kindheit über sehr lange Zeit ein Tabuthema, obwohl es immer wieder Berichte darüber gegeben hat.[8] Sigmund Freud hat bereits 1895 über sexuelle Gewalt an Kindern berichtet. Nachdem er von Kollegen hierfür vielfach kritisiert wurde, interpretierte er seine Beobachtungen neu und deutete die Schilderungen als Fantasien und heimliche Wünsche.[9] Vor diesem Hintergrund bekamen betroffene Frauen über lange Zeit nicht die dringend benötigte Hilfe. Stattdessen wurde ihnen nicht geglaubt, ihnen wurden heimliche Wünsche unterstellt, die erlebte Gewalt wurde verharmlost, verleugnet und die Frauen wurden mit ihrer Not im Stich gelassen.

In den letzten Jahren rückt auch organisierte Gewalt mehr in den Fokus, zunehmend werden Kinderprostitutions- und Pornografienetzwerke aufgedeckt. Wir beginnen erst, das gewaltige Ausmaß zu erfassen, und Betroffene finden noch viel zu wenig Gehör.*

Bis heute bezweifeln viele Menschen, auch Wissenschaftler, die Häufigkeit von sexueller Gewalt in der Kindheit. Das Ausmaß dieser Gewalt anzuerkennen, scheint vielen Menschen Angst zu machen – das Bild einer heilen Welt, einer ganzen Zivilisation gerät hierdurch in Gefahr. Es entstünde Handlungsdruck, der Nachbar von nebenan würde vielleicht anders betrachtet werden müssen, und das hätte ja Konsequenzen für das eigene Leben. Es ist maßgeblich der Frauenbewegung zu verdanken, dass das Ausmaß sexualisierter Gewalt gegen Frauen öffentlich gemacht wurde. Auch Ursula Wirtz hat mit ihrem bereits 1989 veröffentlichten Buch »*Seelenmord*«[10] dazu beigetragen, das Thema im deutschsprachigen Raum öffentlich zu machen.

»Frauen gemeinsam sind stark« – was die Frauenbewegung erreicht hat

Das Motto »Frauen gemeinsam sind stark« drückt die Haltung aus, mit der Frauen Anfang der 1970er-Jahre auf die Straße gegangen sind, um für ihre Rechte zu kämpfen. Das war nicht die erste Frauenbewegung in Europa und den USA. Bereits im 18. Jahrhundert gab es einzelne aktive Frauen und Frauenverbände, die sich für die Verbesserung weiblicher Lebensbedingungen einsetzten. In Frankreich war diese Bewegung mit ausgelöst durch die französische Revolution, in den USA engagierten sich Frauen sowohl für die Abschaffung der Sklaverei als auch für eine Stärkung der Frauenrechte.

Ab Ende des 19. Jahrhunderts gab es in verschiedenen europäischen Ländern Frauenrechtlerinnen, die auch als Suffraget-

* Eine (anonyme) Anlaufstelle für Betroffene von organisierter oder ritueller Gewalt ist das Hilfetelefon berta: https://nina-info.de/berta.

ten* bezeichnet wurden. Sie setzten sich engagiert für das Frauenwahlrecht und andere gesetzliche Veränderungen ein und forderten Verbesserungen der Arbeits- und Lebensbedingungen für Frauen sowie verbesserte Bildungsmöglichkeiten. Hierfür nutzten sie sehr kreative und öffentlichkeitswirksame Formen des zivilen Ungehorsams. Diese Bewegung kam auch nach Deutschland und führte zur ersten deutschen Frauenbewegung, die später durch die faschistische Ideologie unterdrückt wurde.

In den 1960er-Jahren kam es an deutschen Universitäten erneut zu Unruhen unter Frauen, da sie sich von ihren linken Genossen genauso unterdrückt fühlten wie von konservativen Männern. Sie begannen, sich über ihre Situation auszutauschen, und erkannten, dass Diskriminierung, Ausbeutung und Gewalt gegen Frauen keine Einzelfälle sind, sondern dass es sich um eine systematische Unterdrückung von Frauen handelt. Die gesamte gesellschaftliche Struktur wurde kritisch hinterfragt und Missstände in vielen Bereichen aufgedeckt. Frauen begannen, sich in einer Gegenkultur zu organisieren und in vielfältigen Aktionen auf Ungerechtigkeiten und die Nöte von Frauen aufmerksam zu machen. Es entstand die neue autonome Frauenbewegung; immer mehr Frauen definierten sich als Feministinnen.

Besondere Themenschwerpunkte waren sexuelle und häusliche Gewalt, die ungleiche Bezahlung von Erwerbsarbeit sowie die Anerkennung der von Frauen verrichteten Haus- und Familienarbeit. Auch ein frauenfeindlicher Sprachgebrauch und die Vermarktung von Frauenkörpern wurden angeprangert. Es wurde Kritik an der von Männern praktizierten Gynäkologie formuliert und am Umgang mit Empfängnisverhütung, die fast ausschließlich Frauensache war. Die Abschaffung des Paragrafen 218 wurde in vielfältigen Aktionen gefordert, um illegale Abtreibungen mit all ihren Risiken unnötig zu machen.

* »Suffragette« kommt von dem englischen Wort *suffrage* = Wahlrecht bzw. dem lateinischen Wort *suffragium* = Abstimmung, und bezog sich auf die Forderung nach dem Frauenwahlrecht.

Frauen brachten sich gegenseitig Selbstverteidigungstechniken bei und begannen, sich mehr und mehr gegen Männergewalt zur Wehr zu setzen.

Es entstanden in den 1970er-Jahren die ersten Frauenhäuser als Zufluchtsorte für misshandelte oder bedrohte Frauen, die hier Schutz fanden und gemeinsam mit anderen betroffenen Frauen ihr Leben neu sortieren konnten. Bis dahin hatte es für Frauen in Gewaltbeziehungen keine speziellen Anlaufstellen oder Schutzorte gegeben. Heute sind Frauenhäuser zahlreich vorhanden und fast immer überfüllt. In Frauenberatungsstellen und Frauennotrufen konnten viele Betroffene erstmals über die erlebte Männergewalt sprechen.

Es gründeten sich zahlreiche Selbsthilfegruppen zu den unterschiedlichsten Themen. Frauen brachten sich gegenseitig bei, den eigenen Körper besser kennenzulernen und die Abhängigkeit von Medizinern zu vermindern. An vielen Orten entstanden Frauengesundheitszentren. Frauenverlage wurden gegründet und veröffentlichten Bücher, die in konventionellen Verlagen keine Chance gehabt hätten. Es wurden Frauenzentren, Frauencafés, Frauenbuchläden, Frauenmusikgruppen, Frauentherapiezentren, Frauenbildungshäuser und Frauenzeitungen gegründet und von vielen Frauen genutzt. Lesbische Frauen outeten sich und erkämpften sich ihren eigenen Platz in der Frauenbewegung. Es war eine Zeit des Aufbruchs, durch die sich viele Frauen befreit fühlten. Es wurde demonstriert und diskutiert, es wurde provoziert, gestritten, gemeinsam gelacht und gemeinsam geweint. Gegenüber dieser vereinten Kraft gab es natürlich viel Gegenwind und Kritik. Und es wurden schließlich innerhalb der eigenen Reihen deutlicher die Unterschiede wahrgenommen, was zu Abgrenzungen und neuen Diskussionen führte.

Ab Ende der 1980er- und noch mehr in den 1990er-Jahren hatte die Frauenbewegung weniger Zulauf, dafür wurden viele Themen detaillierter und wissenschaftlicher betrachtet. Feministische Forschung und feministische Psychotherapie wurden entwickelt und ausgebaut. Eigener Rassismus und eigene Privilegien wurden zunehmend hinterfragt, der Blick auf weltweite Prozesse sowie eigenes diskriminierendes und grenzverletzendes Verhalten geschärft. Das waren und sind wichtige politische Auseinandersetzungen, die allerdings nicht mehr eine derartig breite Öffentlichkeit erreich(t)en wie in den Zeiten der Aufbruchsstimmung. Aufgrund der geringeren Nachfrage mussten viele der oben angeführten Einrichtungen und Angebote wieder eingestellt werden.

Auch wenn Feminismus in dieser Form heute nicht mehr populär ist und die Errungenschaften inzwischen als selbstverständlich angesehen werden, besteht in vielen Bereichen weiterhin großer Handlungsbedarf. Es ist der Frauenbewegung zu verdanken, dass das Ausmaß von Gewalt gegen Frauen öffentlich gemacht wurde und hierdurch als Thema ernst genommen werden musste. Es ist diesen Vorkämpferinnen zu verdanken, dass sie Anlaufstellen für betroffene Frauen geschaffen haben.

In den Anfängen war es wichtig, die eigene Betroffenheit als Basis für die Unterstützung anderer Frauen einzubringen. Hieraus entstanden wichtige Selbsthilfeprojekte. So wurden auch die ersten Wildwassergruppen* Anfang der 1980er-Jahre in Berlin, Marburg und Wiesbaden als Selbsthilfeprojekte gegründet. Hieraus erwuchsen immer mehr Kompetenz und Professionalität bis hin zur heutigen Situation mit zahlreichen Anlaufstellen, in denen sehr gut ausgebildete Mitarbeiterinnen wertvolle Arbeit leisten. Der heute in der Traumatherapie grundlegende Ansatz der Ressourcenstärkung und Parteilichkeit für betroffene Menschen wurde in feministischen Projekten bereits vor vielen Jahren praktisch umgesetzt. Ich finde es immer wieder bedauerlich, wenn in aktuellen Lehrbüchern zur Psychotraumatologie diese Wurzeln der Traumatherapie ver-

* Wildwasser e. V. sind eingetragene Vereine, die in vielen bundesweit vorhandenen Beratungsstellen einerseits von sexueller Gewalt in der Kindheit betroffene Frauen und Mädchen beraten und andererseits Öffentlichkeitsarbeit und Prävention zu diesem Thema durchführen.

schwiegen werden. Daher ist es mir wichtig, in diesem Buch dazu beizutragen, die Arbeit der vielen engagierten Frauen zu würdigen, die es überhaupt ermöglicht haben, dass betroffene Frauen ihr Schweigen überwinden und Gewalterfahrungen benennen können, dass die Hintergründe erforscht und gesellschaftliche Veränderungen eingeleitet werden und nicht zuletzt, dass professionelle Hilfsangebote genutzt werden können.

Frauen vor Gericht – was die Rechtslage für Frauen bedeutet

Im juristischen Sinn wird sexuelle Gewalt sehr viel enger definiert, als betroffene Frauen dies tun würden. Vor allem die früheren Gesetze wurden betroffenen Frauen keinesfalls gerecht. Auf Druck engagierter Frauen aus der Frauenbewegung und mit Unterstützung engagierter Politikerinnen und Juristinnen wurden die Gesetze mehrfach überarbeitet, sodass sich einiges verbessert hat. Dennoch besteht weiterer Handlungsbedarf.

Früher war im Strafgesetzbuch die Rede von Sexualstraftaten, was den falschen Eindruck erweckte, dass es sich hierbei um eine Form der Sexualität handele. Diese Überschrift wurde inzwischen umbenannt in »Straftaten gegen die sexuelle Selbstbestimmung«, was dem Thema besser gerecht wird.

Als ich 1987 meine Mitarbeit in einem Frauennotruf begann, war ich sehr erschüttert über die damalige Gesetzeslage. So war im Paragrafen 177, in dem Vergewaltigung erfasst wurde, nur die außereheliche Gewaltanwendung strafbar – Ehemänner hatten also einen gesetzlich verankerten Freibrief, ihren Ehefrauen sexuelle Gewalt zuzufügen. Auch war nur die »vaginale Penetration« als Vergewaltigung definiert, alle anderen Formen der Gewaltanwendung und des Eindringens in den Körper galten als sexuelle Nötigung und wurden geringer bestraft, unabhängig davon, wie traumatisierend dieses Erlebnis für die Frau gewesen war. Eine Frau musste außerdem nachweisen, dass tatsächlich

Gewalt angewendet worden war, das »bloße Übergehen« ihres Neins ohne körperliche Gegenwehr und ohne Gewaltanwendung galt nicht als Vergewaltigung.

Hier gibt es inzwischen deutliche Verbesserungen: Sexuelle Gewalt in der Ehe ist seit 1997 strafbar, sexuelle Nötigung und Vergewaltigung sind nun in einem gemeinsamen Paragrafen erfasst und mit dem gleichen Strafmaß versehen. Seit 2016 reicht (nach langen juristischen Kämpfen) das Nein einer Frau als Grenzsetzung aus, sie muss sich nicht mehr körperlich gewehrt haben, damit der Übergriff auch als solcher vor Gericht anerkannt wird.

Auch bei den Verjährungsfristen hat sich vieles getan. Früher betrug diese für »sexuellen Missbrauch« 10 Jahre. Damit war bei einem Mädchen, das im Vorschulalter Übergriffe erlebt hatte, spätestens im Alter von 16 Jahren die Verjährungsfrist abgelaufen – ein Zeitpunkt also, an dem sie wahrscheinlich noch abhängig vom Täter war, falls dieser aus der engeren Familie kam. Seit einigen Jahren setzt die Verjährungsfrist erst mit 18 oder 21 Jahren ein und beträgt je nach Schwere 10 bis 20 Jahre, ggf. auch länger. Das verschafft deutlich mehr Zeit, wird aber den Frauen nicht gerecht, die sich erst in späteren Jahren an Übergriffe erinnern können, was häufig vorkommt.

Anzeigen und Gerichtsprozesse sind noch immer eine große Belastung für Frauen. Die erlebten Gewaltsituationen müssen bei der Polizei und vor Gericht detailliert und mehrfach geschildert werden. Verteidiger der Beklagten verhalten sich oft aggressiv und versuchen, Widersprüche zu finden oder die Glaubwürdigkeit der Nebenklägerin herabzusetzen. Die Beklagten werden häufig nur gering bestraft oder die Strafe wird zur Bewährung ausgesetzt.

Nicht jede Frau fühlt sich einem solchen Prozess gewachsen. Ich empfehle daher, vor Erstatten einer Anzeige eine Frauenberatungsstelle oder eine mit der Thematik erfahrene Anwältin aufzusuchen, um sich bereits im Vorfeld über die eigenen Rechte klar zu sein und auch die Belastungen und Chancen eines Prozesses gegeneinander abzuwägen.

Wenn es zu einem Prozess kommt, ist es sinnvoll, sich gut darauf vorzubereiten und auch hierfür die Begleitung durch eine Frauenberatungsstelle oder eine Opfer/Zeugen-Hilfeeinrichtung in Anspruch zu nehmen.

In jedem Fall ist es sinnvoll, bei einer Anzeige auch Nebenanklage zu erheben. Wenn eine Frau dies nicht tut, hat sie nur den Status einer Zeugin und verzichtet auf viele Rechte und Möglichkeiten. Als Nebenklägerin darf sie eine Anwältin beauftragen, diese kann z. B. Anträge stellen, ein Plädoyer halten und bei unangemessenen Fragen eingreifen und die Frau hierdurch besser schützen, als wenn diese nur als Zeugin auftritt. Die Kosten für eine Anwältin können unter Umständen durch Prozesskostenhilfe aufgefangen werden.

Bereits im Jahr 2002 ist das Gewaltschutzgesetz in Kraft getreten, das insbesondere von häuslicher Gewalt betroffenen Frauen neue Möglichkeiten bietet, z. B. das Recht auf Behalten der gemeinsamen Wohnung nach dem Prinzip »*Der Täter geht – das Opfer bleibt*«.[11]

Sehr belastend ist weiterhin, dass zwischen Erstatten einer Anzeige und Beginn des Gerichtsprozesses lange Zeit vergeht, oft mehr als ein Jahr, und dass die Betroffene das Erlebte mehrmals detailliert schildern muss. Hier sind weitere Verbesserungen dringend erforderlich, um die Belastungen zu verringern.

2. Wie reagieren Körper und Seele auf sexuelle Gewalt?

Anfangs wollt ich fast verzagen,
Und ich glaubt, ich trüg es nie;
Und ich hab es doch getragen –
Aber fragt mich nur nicht, wie?
Heinrich Heine[12]

Wenn sich die Gewalt im Kopf eingräbt – hirnphysiologische Folgen

In den letzten Jahren konnten mithilfe moderner Untersuchungsmethoden neue Erkenntnisse über die Verarbeitung von traumatischen Erfahrungen im Gehirn gewonnen werden. Durch spezielle Techniken, mit denen man das Gehirn »bei der Arbeit beobachten« kann, war es möglich, bestimmten Hirnfunktionen recht genau einzelne Hirnregionen zuzuordnen. Daraus wurden Modelle entwickelt, wie unser Gedächtnis funktioniert. Natürlich sind Modelle nicht genau das, was sich im Gehirn tatsächlich abspielt, denn sie sind und bleiben erst einmal Erklärungsversuche. Die derzeit gültigen Modelle sind dennoch sehr schlüssig und wichtig, um die Reaktionen und auch Symptome nach einer Traumatisierung zu verstehen.

Warum diese wissenschaftlichen Erklärungen in einem Buch für Betroffene? Weil Wissen hilft: Ein Trauma ist ein extremes Erleben von Ohnmacht und Ausgeliefertsein. Die Erfahrung einordnen zu können, sich eigenes Erleben, so auch bestimmte Symptome, erklären zu können, ist eine wichtige Strategie gegen diese Ohnmacht (Wissen ist Macht!). Daher gehören

Aufklärung und Wissensvermittlung immer zum Konzept der Traumatherapie dazu.

Ich werde im Folgenden auf diese Modelle genauer eingehen, wobei ich das inzwischen sehr umfassende Wissen deutlich vereinfache, um den Zusammenhang leichter verständlich zu machen.

Traumagedächtnis

Für das Verständnis der Traumafolgen sind vor allem die beiden Gedächtnisfunktionen von Amygdala und Hippocampus wichtig.* Bei diesen beiden Gehirnstrukturen handelt es sich um Teile des limbischen Systems, die für die Reizverarbeitung zuständig sind, d. h. sie nehmen eine Bewertung von (Sinnes-) Eindrücken vor, bevor diese über die Großhirnrinde in unser Bewusstsein vordringen. Der Hippocampus ist für die »kühleren« oder neutraleren Gedächtnisinhalte zuständig, die Amygdala hingegen für die »heißeren« oder traumatischen Inhalte.

Der Hippocampus entspricht quasi unserem Alltagsgedächtnis, hier werden die Reize des Alltagslebens verarbeitet und in den lebensgeschichtlichen Zusammenhang eingeordnet. Es ist dann möglich, über ein zurückliegendes belastendes Ereignis recht neutral zu berichten und dieses zeitlich einzuordnen, z. B.: »Vor zehn Jahren habe ich mir bei einem Fahrradunfall das rechte Handgelenk gebrochen. Das war sehr schmerzhaft, auch die anschließende Operation war belastend. Heute kann ich die Hand wieder voll bewegen.« Diese Erinnerung ist integriert (= assoziiert), d. h. sie steht zur Verfügung und kann in die Lebensgeschichte eingeordnet werden, und sie ist handhabbar, d. h. es kommt nicht zu einer emotionalen Überflutung. Auch besteht eine anatomische Verbindung zwischen dem Hippocampus und dem Sprachzentrum, sodass über das Erlebte gesprochen werden kann, es stehen also Wissen und Worte

* »Hippocampus« heißt übersetzt »Seepferdchen« und »Amygdala« bedeutet »Mandelkern«. Diese Teile des Gehirns sind so benannt, weil ihre Formen einem Seepferdchen bzw. einer Mandel ähneln.

zur Verfügung. Insgesamt handelt es sich um ein Archiv unserer Lebensgeschichte, gleichzeitig auch um unser Alltagsgedächtnis, mit dem wir die täglichen Aufgaben bewältigen.

Wird aber ein Reiz zu intensiv, dann schaltet sich die Amygdala wie eine Art Brandmelder ein: Das »Feuerwehr«-Gedächtnis wird aktiviert. Dies ist bei einem Trauma der Fall, das ja genau dadurch gekennzeichnet ist, dass das Erleben überflutend ist. Der Hippocampus ist mit dieser Reizintensität überfordert und schaltet sich ab, die Amygdala springt ein und speichert das »heiße Material« ab. Diese traumatischen Gedächtnisinhalte werden bruchstückhaft, d.h. dissoziiert abgespeichert, damit das Erleben erträglicher wird. Sie haben daher keinen Zusammenhang mehr, in den sie eingeordnet werden könnten. Die Amygdala enthält also zahlreiche Bruchstücke von einer oder mehreren Traumatisierungen, häufig sind dies auch nur Sinneseindrücke oder Körperempfindungen. Um mit einem Bild von Lutz Besser zu sprechen: Es sind Spiegelscherben zu sehen, die nicht mehr zu einem ganzen Bild zusammengesetzt sind, aber doch deutlich darauf hinweisen, dass hier etwas geschehen/etwas zerbrochen ist.[13]

Da die Amygdala keine Verbindung zum Sprachzentrum hat, stehen Worte und Wissen nicht zur Verfügung, um das Erlebte einzuordnen oder durch Sprechen zu einer Integration zu kommen. Stattdessen kommt es zu Gefühlsüberflutungen, wenn die Amygdala aktiviert wird, da dann die abgespaltenen und intensiven Erinnerungsbruchstücke als Hier-und-Jetzt-Erleben wieder hervorgeholt werden. Dieses Wiedererleben wird auch als Flashback bezeichnet und kann durch einen Trigger (= Auslösereiz) aktiviert werden. Eine Zusammenfassung der Funktionen von Hippocampus und Amygdala findet sich in der folgenden Tabelle.

Hippocampus	Amygdala
kühl	heiß
Archiv	Feuerwehr
Alltag	Trauma
zusammenhängend	bruchstückhaft
biografisch	Hier-und-Jetzt-Erleben (Flashback)
integriert = assoziativ	abgespalten = dissoziativ
Verbindung zum Sprachzentrum, d. h. Wissen und Worte verfügbar	keine Verbindung zum Sprachzentrum, d. h. (überflutende) Gefühle
➔ schaltet bei Trauma ab	➔ wird durch Trauma oder Trigger aktiviert

Die Funktionen von Hippocampus und Amygdala

Flashbacks

Das Wort Flashback kommt aus dem Englischen und kann am ehesten mit »Erinnerungsblitz« übersetzt werden. Es handelt sich um schmerzhafte und quälende Nachhallerinnerungen an das erlebte Trauma oder Teile davon.

Meist gibt es hierfür einen Auslöser, z. B. eine Situation, die an das Trauma erinnert; ein Geruch, ein Bild, aber auch Gedanken oder Körperempfindungen können ein Flashback auslösen. Bisweilen ist der Auslöser nicht bewusst. Die Erinnerungen und Gefühle aus der traumatischen Situation wie Angst, Schmerz, Wut, Ohnmacht, Schuldgefühle etc. oder auch Körperempfindungen werden wieder aufgerufen und können so stark sein, dass die Betroffenen sich davon überflutet und der Situation ausgeliefert fühlen. Das Gefühl für Sicherheit und dass das Trauma bereits vorüber ist, kann dabei verloren gehen, ebenso die Orientierung in Bezug auf Ort und Zeit (Wo bin ich? Wie alt bin ich?).

Dissoziation

Wie schon im ersten Kapitel beschrieben, ist ein Trauma dadurch gekennzeichnet, dass die üblichen Bewältigungsstrategien Kampf oder Flucht (fight or flight), die Menschen angesichts einer Gefahr einsetzen können, versagen. In einer solch unerträglichen Situation kann die Seele zu einem Überlebensmechanismus greifen, der Dissoziation. Es handelt sich hierbei um eine Art Erstarrung, die in etwa dem Totstellreflex von Tieren in lebensbedrohlichen Situationen entspricht. Das Tier kann hierdurch unter Umständen sein Leben retten, wenn ein Raubtier dann das Interesse an ihm verliert – oder das bedrohte Tier macht sich durch den Totstellreflex unempfindlich gegenüber dem Schmerz und der Todesangst. Durch Dissoziation werden Erinnerungen, Sinneseindrücke, Gefühle, Wahrnehmungen und Körperempfindungen abgespalten, um das Unerträgliche nicht spüren zu müssen oder sogar ganz zu vergessen. Das Trauma wird quasi in kleine Stücke zerlegt (siehe die folgende Abbildung), die dann als Bruchstücke im Traumagedächtnis der Amygdala abgelegt werden.

Die Dissoziation kann sich auch in Trancezuständen zeigen. Die betroffene Person ist dann wie apathisch, reagiert nicht auf

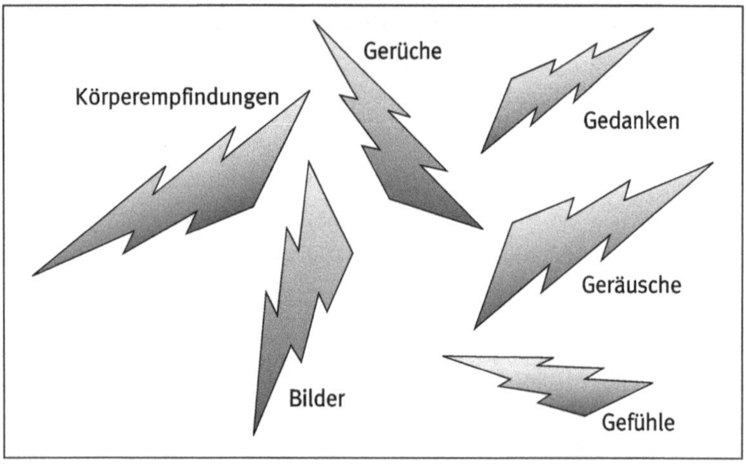

Traumabruchstücke

Reize von außen, wirkt erstarrt oder wie gelähmt. Sie befindet sich in einer anderen Welt, wo Schmerz und andere unangenehme Gefühle sie nicht mehr erreichen können. Sie hat sich aus der Situation herausgelöst, sich »weggebeamt«. Auch das Körpererleben kann sich stark verändern, Körperteile können sich kleiner oder größer anfühlen, pelzig, taub, kalt, heiß etc. Es kann ein Tunnelblick entstehen, die Farbwahrnehmung kann verändert sein, z. B. Schwarz-Weiß-Sehen. Eine Frau, die gerade dissoziiert, nimmt sich selbst oder ihre Umgebung nicht mehr richtig wahr. Gleichzeitig ist sie dann nicht mehr ganz bei sich und hat weniger Kontrolle über die reale Situation. Dies kann wie ein Teufelskreis weitere Ängste auslösen. Es kann auch real gefährlich werden, wenn dissoziative Zustände in Situationen auftreten, in denen jemand darauf angewiesen ist, im Hier und Jetzt präsent und handlungsfähig zu sein, z. B. beim Überqueren einer Straße.

Eine Klientin beschrieb ihre Art der Dissoziation folgendermaßen: »Ich habe damals immer in das Gardinenmuster geschaut und bin in die grünen Kreise hineingegangen, dann habe ich nichts mehr gespürt. Wenn ich heute grüne Kreise sehe, muss ich sehr aufpassen, da nicht wieder reinzutauchen, sonst bin ich weg.«

Stress-Reaktion

Jeder Mensch hat eine gewisse Grundspannung in Körper und Psyche, sonst könnten wir uns nicht aufrechthalten, nicht auf Reize reagieren, nicht in Kontakt gehen, uns nicht bewegen – kurzum: wir wären nicht lebensfähig. Eine Traumatisierung hinterlässt bei dem betroffenen Menschen jedoch eine höhere Grundanspannung, d. h. eine höhere Grundängstlichkeit, höhere Wachsamkeit, höhere Schreckhaftigkeit und eine Übererregbarkeit. Diese körperlichen Reaktionen sollen in einer bedrohlichen Situation dabei helfen, weitere Gefahren abzuwenden, indem jederzeit eine erhöhte Reaktionsbereitschaft besteht, die den Organismus schneller reagieren und sich so besser schützen lässt. Auf der biologischen Ebene spiegelt sich dies in einer hohen Konzentration an Stresshormonen (z. B. Adrenalin und Noradrenalin) wider, die im Blut kreisen, was dazu führt, dass der Organismus wachsamer und reaktionsbereiter ist. Blutdruck und Puls steigen an, die Atmung wird schneller, die Durchblutung der Muskulatur ist gesteigert. All dies sind Vorbereitungen darauf, dass der Körper im Fall einer Bedrohung rasch mit Kampf oder Flucht reagieren kann.

Diese biologischen Mechanismen können bei traumatisierten Menschen auch dann ablaufen, wenn keine reale Bedrohung (mehr) besteht, da das Traumaerleben im Körper gespeichert wurde. Eine traumatische Stressreaktion kann dann durch recht »kleine und banale« Auslöser aktiviert werden, die ein Mensch ohne Traumaerfahrung wahrscheinlich kaum bemerken würde. Im Sinne des Schutzes vor weiterer Gefahr erscheint diese Überlebensstrategie als sinnvoll, sie führt aber auch zu vielen »unerwünschten Nebenwirkungen«, die sich schließlich in Symptomen äußern können. So kommt es aufgrund der erhöhten Grundanspannung oft zu Schlafstörungen mit hieraus folgender Übermüdung und Erschöpfung. Die Fähigkeit, sich zu entspannen und dadurch wieder Kraft zu schöpfen, ist vermindert. Auch Konzentrationsstörungen sind hierauf zurückzuführen: Es wird sehr viel Energie darauf verwendet, das Umfeld permanent zu prüfen und sich abzusichern, dass keine Gefahr droht, sodass weniger Energie verbleibt, um sich auf die Alltagsbewältigung oder schöne Dinge zu konzentrieren. Schreckhaftigkeit und übermäßige Geräuschempfindlichkeit tragen dazu bei, dass die Konzentration immer wieder unterbrochen oder gestört wird. Die erhöhte Anspannung verursacht oft auch Gereiztheit, sodass auf Reize von außen heftiger reagiert wird, z. B. mit größerem Ärger oder gar mit Wut. Eine über längere Zeit anhaltende Stressreaktion führt zu einer Erhöhung des Cortisolspiegels im Blut, was die körpereigene Abwehr schwächt, sodass häufiger Infekte auftreten können.

Der Körper drückt den Schmerz aus – körperliche Folgen

Körperliche Beschwerden oder Erkrankungen nach psychischen Verletzungen oder Traumatisierungen werden oft als »psychosomatisch« bezeichnet. Hiermit wird zum Ausdruck gebracht, dass es einen Zusammenhang zwischen der Seele (= *Psyche*) und dem Körper (= *Soma*) gibt. Dies bedeutet jedoch nicht, dass die Beschwerden eingebildet oder gar vorgetäuscht wären. Das ist ein weitverbreitetes Vorurteil gegenüber dem Begriff »psychosomatisch«, was bei Betroffenen leider dazu führen kann, von psychosomatischen Zusammenhängen nichts wissen zu wollen. Psychosomatisch bedeutet vielmehr, dass körperliche Beschwerden tatsächlich bestehen und auch sehr beeinträchtigend sein können, dass ihre Wurzeln jedoch im psychischen Bereich liegen.

Gynäkologische Erkrankungen

Nach sexualisierter Gewalt kommt es häufig zu gynäkologischen Beschwerden oder Erkrankungen, was nachvollziehbar ist, da ja in der Regel die weiblichen Organe von den Gewalterfahrungen betroffen waren. Dies kann einerseits zu tatsächlichen Gewebeschäden führen und hierdurch Krankheit und Schmerzen verursachen. Andererseits kann es sich bei diesen Schmerzen in Bauch und Unterleib auch um Körpererinnerungen handeln. Zyklusstörungen, starke Schmerzen bei der Menstruation, gehäufte Blasenentzündungen, Pilzinfektionen oder Eierstockentzündungen treten nach sexuellen Übergriffen häufiger auf.

Bei anhaltenden Beschwerden werden noch immer häufig Bauchspiegelungen durchgeführt, bei Weiterbestehen der Beschwerden unter Umständen auch wiederholt. Das ist insofern problematisch, als eine Operation aufgrund der Auslieferungs- und Ohnmachtssituation früheres Traumaerleben wachrufen kann, was wiederum zu einer Symptomverstärkung führt. Auch kann es durch (wiederholte) Bauchoperationen zu Verwachsungen im Bauchraum kommen, die wiederum Anlass für neue Beschwerden und auch Eingriffe sind. So kann ein Teufelskreis entstehen, in dem die Frau sich zunehmend ausgeliefert fühlt, was ihren Heilungsprozess erheblich behindert.

Bei traumatisierten Frauen sind Früh- und Fehlgeburten häufiger, ebenso gibt es öfter Komplikationen bei Schwangerschaften und Geburten.[14] Körperliche (Warn-)Signale werden oft verspätet, manchmal auch gar nicht bemerkt. Ich habe mehrmals Klientinnen erlebt, die ihre Schwangerschaft erst nach dem vierten Monat bemerkt haben und sich daher auf die Schwangerschaft, die Geburt und ein Kind in ihrem Leben nicht ausreichend und rechtzeitig einstellen konnten. Auch fällt es sexuell traumatisierten Frauen häufig schwer, sich gynäkologisch untersuchen zu lassen und die Vorsorgeuntersuchungen während der Schwangerschaft wahrzunehmen, sodass manchmal Risiken zu spät festgestellt werden. Sowohl die Veränderungen des eigenen Körpers durch die Schwangerschaft als auch die Geburt können sehr belastend sein. Manche Frauen haben auch Angst vor der Mutterschaft selbst. Sie haben z. B. Angst, nicht gut genug für ihr Kind sorgen oder es nicht genug vor Gefahren schützen zu können.

Störungen der Schmerzverarbeitung

Auch Schmerzen in anderen Körperbereichen wie Kopf- oder Rückenschmerzen können Folge der Traumatisierung sein. Die erhöhte Anspannung und Wachsamkeit nach einem Trauma führt zu einer anhaltend erhöhten Muskelspannung, dies wiederum zu Verkrampfungen der Muskulatur mit entsprechenden Schmerzen.

Darüber hinaus gibt es ein sogenanntes Schmerzgedächtnis. Erfahrungen von Schmerz werden im Körper gespeichert und können durch Situationen, die dem schmerzverursachenden Ereignis ähnlich sind, wieder aufgerufen werden. Dies ist eine Körpererinnerung an den ursächlichen Schmerz, eine Art Flashback auf Körperebene.

Schließlich sind körperliche Schmerzen auch häufig Ausdruck von seelischem Schmerz, der noch nicht wahrgenommen werden kann. Unbewältigter »Seelenschmerz« kann sogar zu chronischen Schmerzsyndromen führen, für die es keine organische Ursache gibt.

Weitere körperliche Symptome und Erkrankungen

Einerseits kann das Trauma selbst Verletzungen mit bleibenden Schäden oder Behinderungen hinterlassen haben. Oft ist es für die Betroffenen dann sehr schwer, mit diesen Einschränkungen zu leben, da sie hierdurch fortwährend an die Gewalt erinnert werden. Andererseits besteht meistens eine gestörte Beziehung zum eigenen Körper, der ja der Ort der Verletzung gewesen ist und dem oft (unbewusst) die Schuld für das Erlebte zugewiesen wird. Der eigene Körper wird häufig abgelehnt und daher nicht gut genug versorgt und gepflegt. Vorsorge- oder Früherkennungsuntersuchungen werden unter Umständen nicht genutzt und Krankheiten bisweilen nicht ernst genug genommen, sodass es in der Folge zu ernsteren Erkrankungen oder Komplikationen kommen kann.

Auch Atemstörungen wie Engegefühl in der Brust – meist mit Angst verknüpft –, Luftnot und selbst Erkrankungen wie Asthma können mit der Traumatisierung verknüpft sein. Das Trauma nimmt auf psychischer Ebene im wahrsten Sinne des Wortes die Luft. Hierin können sich aber auch die Körpererfahrungen und Körpererinnerungen widerspiegeln, während des Traumas tatsächlich und real keine Luft mehr bekommen zu haben.

In jedem Fall ist es wichtig, die Signalfunktion des Körpers wahrzunehmen und Fürsorge dem eigenen Körper gegenüber zu erlernen oder zu verbessern.

Wenn die Seele in Not gerät – psychische Folgen

Die sicherlich häufigsten Folgen von Gewalt und Traumatisierung finden sich im seelischen Bereich. Grenzverletzungen erschüttern das Gefühl der Sicherheit und des Vertrauens in sich selbst, in die Welt und in andere Menschen. Sie hinterlassen Ängste, erzeugen Selbstzweifel und beeinträchtigen das Selbstwertgefühl.

Durch die Traumatisierung entstehen aber auch besondere Fähigkeiten, da die betroffene Frau oder das Mädchen kreative Überlebens- und Bewältigungsstrategien entwickeln muss, um die Gewalt zu überstehen und ihr Leben weiterzuführen und zu gestalten. Diese besonderen Ressourcen sollten gewürdigt, gefördert und weiterentwickelt werden.

Schlafstörungen und Albträume

Die meisten Menschen, die ein Trauma erlebt haben, kennen Schlafstörungen. Besonders ausgeprägt können diese sein, wenn die Traumatisierung im Schlaf oder während der Nacht passierte oder an einem Ort, den wir eigentlich mit Sicherheit und Geborgenheit verbinden, wie dem Bett. Und das ist besonders häufig der Fall, wenn Frauen durch einen Täter aus ihrem sozialen Umfeld sexuell traumatisiert wurden.

Häufig kommt es zu Albträumen, in denen das Trauma erneut durchlebt wird. Diese Träume sind quasi Flashbacks im Schlaf, wobei die Seele versucht, durch das »Verträumen« das Erlebte zu verarbeiten. Durch diese Albträume ist der Schlaf weniger erholsam. Häufig kommt es durch diese Träume zu schreckhaftem Erwachen und anschließendem Angst- und Bedrohungsgefühl. Manchmal ist es dann schwer, sich im Hier und Jetzt wieder zu orientieren, weil der Traum sich so real angefühlt hat.

Die wiederkehrende Unterbrechung des Schlafs kann zu Durchschlafstörungen führen; die Rückkehr in einen tiefen und erholsamen Schlaf ist dann erschwert. Die Angst vor weiteren Albträumen kann auch Einschlafstörungen bedingen. Da sich dies immer weiter zuspitzen kann, ist es wichtig, die Schlafqualität wieder zu verbessern.

Ängste und Vermeidungsverhalten

Menschen, die ein Trauma erlebt haben, kennen nur allzu gut Ängste bis hin zu Panikanfällen. Die Ängste sind meist eine direkte Folge der Traumatisierung, die ja mit erheblicher (Todes-)Angst einherging. Auch kann die Angst eine Art von Flashback sein, d. h. ein nochmaliges Durchleben der Traumasituation. Meist gibt es dafür einen Auslöser, z. B. einen Geruch oder eine bestimmte Körperempfindung. Oft wird der Auslöser gar nicht bewusst als solcher wahrgenommen.

> Eine meiner Klientinnen berichtete davon, dass sie immer, wenn sie ihrem Nachbarn begegnete, weiche Knie und Herzrasen bekam. Erst als wir darüber in der Psychotherapie sprachen, wurde ihr bewusst, dass dieser Nachbar ihrem Vater, der sie traumatisiert hatte, ähnlich sah, sodass die Begegnungen bei ihr Ängste auslösten. Wir konnten dann daran arbeiten, dass sie den Nachbarn von ihrem Vater zu unterscheiden lernte, wodurch sie die Ängste wieder abbauen konnte.

Um sich vor diesen Ängsten zu schützen, entwickelt sich häufig ein ausgeprägtes Vermeidungsverhalten. Dies führt kurzfristig zwar zu einer Entlastung, indem der angstauslösenden Situation ausgewichen wird und daher zunächst weniger Angst spürbar wird. Gleichzeitig kommt es aber durch diesen vermeintlichen Erfolg zu einer Bestätigung des Vermeidungsverhaltens. Die belastende und ängstigende Situation wird nicht bewältigt, sondern nur umgangen. Die betroffene Frau kommt immer mehr aus der Übung, die Angst in den Griff zu bekommen, wodurch sich die Angst immer mehr ausweitet, bis sich eine sogenannte Angststörung entwickelt hat. Eine solche Angststörung sollte psychotherapeutisch behandelt werden, weil sonst

Lebensbewältigung und Lebensqualität zunehmend eingeschränkt werden.

Depression, Schuld- und Schamgefühle

Eine Depression ist ein sehr häufiges Symptom nach einem Trauma; oft ist sie eine direkte Reaktion auf etwas Schreckliches und Deprimierendes, das geschehen ist. Aber auch all die Folgen und Symptome nach einer Traumatisierung können eine Depression auslösen.

Die Depression geht einher mit niedergedrückter Stimmung, Antriebsminderung, Lust- und Freudlosigkeit. Im Vordergrund stehen Gefühle von Verzweiflung und Resignation. Meist kommt es zu Selbstvorwürfen und Selbstentwertungen. Oft ziehen sich Betroffene aus ihrem sozialen Umfeld zurück.

Auch Schuldgefühle treten häufig auf. Oberflächlich betrachtet mag es absurd erscheinen, dass sich Opfer von Gewalt für das schuldig fühlen, was ihnen angetan wurde. Bei genauerem Hinsehen wird aber deutlich, dass es sich hierbei um einen (mehr oder weniger gesunden) Schutzmechanismus handelt: Wer sich schuldig fühlt, ist nicht ohnmächtig und schützt sich daher vor dem Gefühl von Ohnmacht und Ausgeliefertsein. Sexualisierte Gewalt führt meist auch zu Schamgefühlen, da durch das Trauma die Intimgrenzen überschritten wurden. Aufgrund der Schamgefühle ziehen sich viele betroffene Frauen und Mädchen zurück, statt über das Erlebte zu sprechen. Oft besteht eine enge Verbindung zu den Schuldgefühlen.

Suchtverhalten und Essstörungen

Suchtmittel (z. B. Alkohol, Drogen, Medikamente) und Suchtverhalten (z. B. Spielsucht, Internetsucht, Kaufsucht, Esssucht) werden von traumatisierten Menschen häufig eingesetzt, um Symptome in den Griff zu bekommen. Denn die Wirkung eines Suchtmittels ist in der Regel beruhigend und dämpfend, wodurch Symptome wie z. B. Übererregung, Ängste und Flashbacks vermindert werden können. Der Preis dafür ist hoch, denn eine Suchterkrankung führt – anfangs schleichend, dann zunehmend – zu erheblichen Problemen in der Alltagsbewältigung und Lebensgestaltung, bis irgendwann die Sucht das ganze Leben vereinnahmt. Die Sucht kann zudem erhebliche gesundheitliche Folgen mit sich bringen.

Auch Essstörungen haben meist suchtartigen Charakter und können dabei helfen, Gefühle und Symptome zu vermindern oder weniger wahrzunehmen. Darüber hinaus spiegelt sich in der Essstörung womöglich die Ablehnung gegenüber dem eigenen (weiblichen) Körper wider. Selbst wenn das gestörte Essverhalten mit Essanfällen, Erbrechen oder Nahrungsverweigerung zu einer vorübergehenden seelischen Entlastung beitragen kann, sind doch die körperlichen Folgen erheblich und mitunter auch lebensbedrohlich. Es ist daher wichtig, die Selbstschädigung darin zu erkennen und schrittweise abzubauen.

Selbstverletzendes Verhalten

Einige Menschen, die über längere Zeit Gewalt erlebt haben, vor allem, wenn dies bereits in der Kindheit begonnen hat, haben als eine Bewältigungs- bzw. Überlebensstrategie selbstverletzendes Verhalten entwickelt. Umgekehrt haben viele Menschen, die sich selbst Verletzungen zufügen, in ihrer Biografie Traumatisierungen erlitten, wobei dies aber nicht für alle zutrifft. Die einfache Gleichung *Selbstverletzung = Traumatisierung ist daher nicht zutreffend.*

Selbstverletzungen, also absichtlich und aktiv herbeigeführte Verletzungen des eigenen Körpers, helfen dabei, Spannung abzubauen, und sind daher ein Bewältigungsversuch, der aber erhebliche Risiken und Nebenwirkungen hat.

> Eine meiner Klientinnen hatte sich angewöhnt, sich beim Auftreten von unangenehmen Gefühlen, z. B. Wut oder Angst, die Arme so tief aufzukratzen, dass es zu Hautverletzungen kam. Das lenkte sie von den unangenehmen Gefühlen ab; auch war es für sie leichter, den körperlichen Schmerz auszuhalten als den seelischen.

Selbstverletzungen führen meist zu bleibenden und entstellenden Narben, die auch nach Jahren noch sichtbar sind. Manche Selbstverletzungen können außerdem so gefährlich sein, dass damit das Leben in Gefahr gerät, ohne dass dies beabsichtigt war. Manchmal steigert sich auch die Gefährlichkeit der Verletzungen im Lauf der Zeit, weil sich der Körper mehr und mehr daran gewöhnt; auch dies kann zu einer gefährlichen Zuspitzung führen. Selbstverletzungen sind nicht zuletzt eine Wiederholung der Gewalt am eigenen Körper, was den Heilungsprozess deutlich behindern kann. Es ist daher wichtig, intensiv daran zu arbeiten, die Selbstverletzungen abzubauen oder ganz zu beenden.

Suizidalität

Menschen, die traumatisiert wurden, kennen in aller Regel phasenweise Suizidgedanken*, d. h. Gedanken, ihrem Leben ein Ende zu setzen. Einerseits kann ein Traumaereignis den Lebenswillen an sich erschüttern, andererseits können die (langfristigen) Folgen der Traumatisierung die Lebensqualität erheblich einschränken und hierdurch Lebensüberdruss hervorrufen.

Nicht jeder Mensch mit Suizidgedanken unternimmt auch einen Suizidversuch, manchmal haben diese Gedanken eher eine entlastende Funktion und helfen dabei, das Leben wieder neu anzugehen. Bei manchen Suizidversuchen geht es den betroffenen Menschen auch nicht darum, das eigene Leben tatsächlich zu beenden; stattdessen handelt es sich eher um einen Hilferuf, der auf die Not aufmerksam machen soll, sodass Hilfe angeboten werden kann. Doch auch solche Suizidversuche können »schiefgehen« und zum Tod führen oder Einschränkungen/Behinderungen hinterlassen.

Jeder Suizidversuch sollte sehr ernst genommen werden und dazu führen, dass rasch professionelle Hilfe in Anspruch

* Den Begriff »Selbstmord« verwende ich nicht, da hiermit die Handlung der Selbsttötung kriminalisiert wird.

genommen wird. Wenn Sie regelmäßig Suizidgedanken haben, sollten Sie sich nicht scheuen, mit einer professionellen Person Ihres Vertrauens (z. B. der Hausärztin oder der Psychotherapeutin) darüber zu sprechen.

Beenden Sie nicht Ihr Leben, sondern suchen Sie sich Hilfe, um wieder Lebensmut zu bekommen! Lesen Sie hierzu auch das Unterkapitel zu Suizidalität und Selbstschutz ab Seite 172.

Wenn Beziehungen und Arbeit mitleiden – soziale Folgen

Beeinträchtigung von sozialen Beziehungen

Sogenannte Beziehungstraumata, d. h. Gewalt, die innerhalb einer sozialen Beziehung geschieht, hinterlassen in der Regel erhebliches Misstrauen bei einer betroffenen Frau sowie große Ängste, erneut Gewalt und Grenzverletzung in einer Beziehung zu erleben. Beziehungen werden nicht mehr als sicher erlebt, die bisherige Fähigkeit zur Beziehungsgestaltung ist massiv erschüttert.

Geschieht das Trauma bereits in der Entwicklungsphase, d. h. in der Kindheit oder Jugendzeit, hat das Mädchen gar nicht erst die Chance, eine altersgerechte Beziehungsfähigkeit zu entwickeln. Es wächst von vornherein mit großen Ängsten und erheblichem Misstrauen auf. Das Misstrauen und die Abwehr anderen Menschen gegenüber sind ein Schutz vor weiterer Verletzung.

Dieses Misstrauen besteht oft auch gegenüber Menschen, die dem Mädchen bzw. der Frau helfen wollen, da es ihr meist schwerfällt, zwischen wohlwollenden und bedrohlichen Menschen zu unterscheiden. Um ganz sicherzugehen, wird dann oft allen Menschen misstraut, sodass nur wenige tragfähige Kontakte aufgebaut werden, mit deren Hilfe das Trauma bewältigt werden könnte. So entstehen häufig Isolation und Einsamkeit.

Hierzu trägt auch das meist über die Traumatisierungen verhängte Redeverbot bei.

Trotz aller erlebten Gewalt gab es für viele Frauen auch gute Beziehungserfahrungen – nicht selten außerhalb der Herkunftsfamilie. Der gute Kontakt zu positiven Bezugspersonen – z. B. Nachbarinnen, Großeltern, Tanten, Lehrerinnen, Kindergärtnerinnen, Freundinnen – kann eine wichtige Kraftquelle gewesen sein, die ein Gegengewicht darstellt.

Schwierigkeiten in Partnerschaft und Sexualität

Aufgrund der sexuellen Gewalterfahrungen können auch Partnerschaften für betroffene Frauen schwierig und belastend sein. Hierbei kann sowohl die körperliche als auch die emotionale Nähe Ängste oder andere unangenehme Gefühle auslösen. Das Erleben von Sexualität kann Traumaerinnerungen wachrufen, emotionale Nähe kann den seelischen Schmerz an die Oberfläche bringen. Daher vermeiden einige Frauen Partnerschaften (phasenweise) gänzlich, um nicht erneut verletzt zu werden. Andere Frauen leben in sehr distanzierten Partnerschaften, in denen emotionale und/oder körperliche Nähe von beiden Seiten eher vermieden wird.

Häufig sind zudem Partnerschaften, in denen eine Frau erneut Gewalt und Grenzverletzung durch einen Partner (oder eine Partnerin) erlebt. Oft nimmt die betroffene Frau dieses Verhalten gar nicht als Gewalt wahr, sondern erlebt es als normal – es ist das, was sie bereits seit ihrer Kindheit kennt.

Vielen Frauen gelingt es trotz der negativen Vorbilder, sich unterstützende und respektvolle Partnerschaften aufzubauen oder im Lauf des eigenen Heilungsprozesses zu lernen, Partnerschaften zunehmend konstruktiv und förderlich zu gestalten.

Sozialer Rückzug

Aus Angst vor Ablehnung ziehen sich viele betroffene Frauen aus ihrem sozialen Umfeld zurück oder bauen sich kaum soziale Kontakte auf. Hier spielen Schamgefühle bezüglich der erlebten Grenzverletzungen oft eine erhebliche Rolle. Manche Frauen fühlen sich durch das Trauma »beschmutzt« und haben Angst, hiermit andere geradezu »anstecken« zu können oder aber von ihnen abgelehnt zu werden. Nicht selten erleben betroffene Frauen auch sehr negative Reaktionen aus ihrem Umfeld: Ihnen wird Schuld für die Gewalt zugewiesen, ihnen wird nicht geglaubt, sie hören Vorwürfe, Täter werden in Schutz genommen, sie selbst sollen sich »nicht so anstellen«. Manche Menschen aus dem näheren Umfeld fühlen sich hilflos und reagieren aufgrund ihrer Überforderung mit Abwehr. All dies trägt dazu bei, dass sich Betroffene von anderen Menschen noch mehr zurückziehen und diesen immer weniger vertrauen.

Manche Frauen haben zwar durchaus tragfähige soziale Kontakte, vertrauen sich aber mit ihrer Not und ihrer Verletzung niemandem an, meist aus Angst, dann abgelehnt oder für »schlecht« gehalten zu werden. Das Unausgesprochene kann dann wie eine Wand sein, die ehrliche Nähe und gegenseitiges Vertrauen verhindert, sodass diese Freundschaften eher an der Oberflächliche bleiben.

Einsamkeit und Rückzug erschweren wiederum den Heilungsprozess, da neue und wohltuende Erfahrungen ausbleiben.

Auswirkungen auf Arbeits- und Berufsleben

Traumatisierte Frauen arbeiten meistens in ihrem Beruf sowohl sehr engagiert als auch sehr kompetent und festigen hierüber ihr Selbstwertgefühl, das durch die Traumatisierung beeinträchtigt wurde. Anerkennung im Beruf ist ihnen meist sehr wichtig, und sie helfen oft anderen Menschen, was sie sehr gut können, da sie sich in Gefühle, Nöte und Bedürfnisse der anderen sehr genau einfühlen können. Häufig wählen sie soziale Berufe, um ihre Kompetenzen in diesem Bereich sinnvoll einsetzen zu können. Allerdings achten die meisten Frauen zu wenig auf ihre eigenen Grenzen und neigen dann dazu, sich immer wieder zu überfordern, was zu Erschöpfungszuständen führen kann.

Wer ist hier eigentlich gestört? Störungen, Diagnosen und ihre Bedeutung

Im Folgenden werde ich auf einige Diagnosen eingehen, die betroffene Frauen in ambulanten oder stationären Behandlungen erhalten können. Doch zunächst möchte ich einige grundsätzliche und kritische Überlegungen zur Vergabe von Diagnosen und zum Umgang mit Begriffen wie »krank« und »gesund« voranstellen.

Ich finde es prinzipiell schwierig, Menschen in diagnostische Schubladen zu pressen, die einem Individuum natürlich niemals gerecht werden können. In unserem Gesundheitssystem ist die Vergabe von Diagnosen zwar notwendig, weil hierdurch viele Abläufe erleichtert werden. Dennoch bleibt dies aus meiner Sicht eine Gratwanderung, da Klientinnen und Klienten hierdurch abgestempelt werden können.

Diese Gratwanderung erfordert meiner Meinung nach einen sehr bewussten und achtsamen Umgang mit Begriffen wie Gesundheit, Krankheit, Störung und Heilung. Daher möchte ich diese Begriffe einer kritischen Betrachtung unterziehen und zu einem bewussteren Gebrauch einladen.

Der Begriff Gesundheit wird von der WHO (Welt-Gesundheits-Organisation) seit 1946 wie folgt definiert: »Zustand völligen körperlichen, geistigen, seelischen und sozialen Wohlbefindens«. Krankheit wird dann als das Fehlen oder die Abwesenheit von Gesundheit begriffen.

Kennen Sie einen Menschen, der nach dieser Definition gesund ist? Ich jedenfalls kenne niemanden – mich eingeschlossen –, die oder der diese Kriterien vollständig und über längere Zeit erfüllen würde – und das, obwohl wir in einer reichen Industriegesellschaft leben, die sich ein aufwändiges Gesundheitssystem leisten kann. Nicht, dass der oben beschriebene Zustand nicht erstrebenswert wäre – problematisch finde ich allerdings, alle Abweichungen hiervon als krank zu definieren.

Sehr viel pragmatischer, aber nicht weniger kritikwürdig wird Gesundheit im Sinne der Kranken- und Rentenkassen definiert, die bei Krankheit zur Kasse gebeten werden: Hier ist mit Gesundheit die *Arbeits- und Erwerbsfähigkeit* gemeint, es wird also lediglich die Funktionsfähigkeit zur Grundlage genommen. Krankheit wiederum wird definiert als das Vorhandensein von Störungen, die Krankenpflege und Therapie erfordern und Arbeitsunfähigkeit zur Folge haben. Auch dies greift meines Erachtens viel zu kurz: Menschen mit schwereren oder behandlungsbedürftigen Symptomen oder Behinderungen können durchaus arbeits- und erwerbsfähig sein, sind aber nicht gesund und auch nicht unbedingt krank. Nicht jede körperliche oder seelische Behinderung sollte als Krankheit betrachtet werden.

Nicht zuletzt werden diese Definitionen von außen getroffen und stehen daher oft in einem erheblichen Widerspruch zu dem, wie betroffene Menschen sich selbst definieren. Viele erleben den Begriff Krankheit oder eine Diagnose als stigmatisierend. Sie fühlen sich hierdurch abgewertet und ausgegrenzt. Andere erleben eine Diagnose eher als entlastend, weil ihre Symptome und ihr Erleben hierdurch fassbarer und benennbarer werden. Die Vergabe einer Krankheitsdiagnose kann dabei helfen, die eigenen Grenzen besser wahrzunehmen und einzuhalten, sich mehr zu schonen, weniger zu verausgaben und leichter Hilfe anzunehmen.

Bezogen auf Traumatisierungen innerhalb unseres gesellschaftlichen Zusammenlebens sind die Begriffe »krank« und »gesund« ebenfalls problematisch. Die Reaktion auf ein Trauma ist ja eine sehr gesunde Reaktion auf kranke Zustände, vielleicht sogar auf eine kranke – zumindest stark gestörte – Gesellschaft. Mit dieser Sicht ist eben nicht die betroffene Frau krank, die ein Trauma erleiden musste, sondern sie reagiert gesund auf Krankhaftes, das ihr widerfahren ist.

Auch der Begriff »Störung« ist in diesem Sinne schwierig, weil er die Abweichung, das Anderssein der betroffenen Person zuschreibt und nicht auf die gesellschaftlichen Bedingungen Bezug nimmt. Die Störung wird dann dem einzelnen Individuum zugewiesen, Gesellschaftskritik wird dadurch verhindert. Besonders fatal finde ich dies im Bereich sexualisierter Gewalt, da eher die betroffenen Frauen als krank erklärt werden, als dass gesellschaftliche Veränderungen angestrebt und umgesetzt würden. Einen guten Ansatz finde ich, den Begriff »Störung« aufzunehmen, ihn aber umzudeuten in »gestört werden«/ »verstört werden«, weil dies einbezieht, dass es Einflüsse/Gewalt von außen gibt, die zu dieser Verstörung führen und die es zu verändern gilt.

Ähnlich problematisch kann der Begriff »Heilung« sein, wenn hiermit ausschließlich die Wiederherstellung der Funktionsfähigkeit gemeint ist. Heilung kann dann richtiggehend zu einer gesellschaftlichen Verpflichtung werden: der Gesellschaft nicht mehr zur Last zu fallen und keine Kosten mehr zu verursachen.[15] Gleichzeitig finde ich es wichtig, Begriffe wie »Heilung« in den Sprachgebrauch aufzunehmen, sie aber um eine gesellschaftskritische Sichtweise zu erweitern.

Insgesamt halte ich es für notwendig, mit diesen problematischen Begriffen achtsam und bewusst umzugehen, eine Sprache zu verwenden, die nicht verletzt und nicht diskriminiert, und gesellschaftliche Ursachen und Hintergründe einzubeziehen.

Ich möchte nun auf einzelne Diagnosen (sogenannte Traumafolgestörungen) eingehen, die üblicherweise an traumatisierte Frauen vergeben werden. Dies kann Ihnen ermöglichen, Diagnosen besser einzuordnen, die Sie vielleicht im Laufe Ihres Heilungsprozesses erhalten haben.

Akute Belastungsreaktion

Direkt nach einem Trauma kann es vorübergehend zu einer akuten Belastungsreaktion kommen, die über Stunden, Tage bis zu wenigen Wochen anhalten kann und noch keinen Krankheitswert hat, sondern einer normalen Verarbeitungsreaktion entspricht. Abhängig von den individuellen Bewältigungsstrategien kann es zu folgenden Symptomen kommen: Verwirrung, Überflutung mit Gefühlen (ggf. im Wechsel mit einem Gefühl der Betäubung), Reizbarkeit, Konzentrationsstörungen, sozialer Rückzug, Unruhe und Ängste. Auch kann ein Erinnerungsverlust an das erlebte Trauma oder Teile davon bestehen.

Posttraumatische Belastungsstörung

Halten die oben beschriebenen Stresssymptome länger als einige Wochen an, so kann sich eine Posttraumatische Belastungsstörung (PTBS) entwickelt haben. Zu der PTBS gehören neben den oben beschriebenen Veränderungen auch folgende Symptome: ungewolltes Wiedererleben des Traumas in Form von Flashbacks, Albträume und Schlafstörungen sowie Ängste. Daraus folgt häufig ein Vermeidungsverhalten, indem auslösenden Reizen, die an das Trauma erinnern – wie z. B. ein bestimmter Ort –, ausgewichen wird. Meist besteht eine Betäubung gegenüber Gefühlen, um sich vor Überflutungen zu schützen. Auch dissoziative Symptome wie z. B. »Sich-Wegbeamen« können vorkommen. Bisweilen werden Alkohol, Medikamente oder Drogen eingesetzt, um Erinnerungen oder Gefühle abzublocken. Häufig kommt es zu einem erheblichen sozialen Rückzug bis hin zur Isolation. Depressive Verstimmungen können auftreten. Auch der Körper reagiert nach einem Trauma meist sehr deutlich, indem er sich in einem dauerhaften Alarmzustand befindet, was mit Unruhe, Schreckhaftigkeit, erhöhter Wachsamkeit, Anspannung und Schmerzen einhergeht. Es müssen nicht immer alle Symptome vorhanden sein, damit die Diagnose der PTBS gerechtfertigt ist.

In größeren Abständen werden die Diagnosesysteme (in Deutschland derzeit ICD 10) aktualisiert. In der demnächst gültigen Version ICD 11 wird es eine Unterscheidung geben zwischen PTBS nach einem Monotrauma und komplexer PTBS nach komplexen Traumatisierungen. Bei der zweiten Diagnose »komplexe PTBS«, die in der Regel nach Gewalterfahrungen in der Kindheit passender ist, werden neben den oben beschriebenen Symptomen noch die folgenden mit erfasst: Schwierigkeiten, die eigenen Gefühle und Impulse zu steuern, daher häufigere Überflutung durch Gefühle, z. B. Angst oder Wut, Neigung zu anhaltenden Dissoziationen, erhebliche Selbstzweifel und Selbstentwertungen, ausgeprägtere Scham- und Schuldgefühle, erhebliche Schwierigkeiten, Nähe und Beziehungen zu anderen einzugehen und aufrechtzuerhalten.

Die Diagnose »Anhaltende Persönlichkeitsänderung nach Extrembelastung« (siehe nächster Absatz) wird dann entfallen und durch die Diagnose »komplexe PTBS« ersetzt, da es zwischen beiden große Überschneidungen gibt.

Anhaltende Persönlichkeitsänderung nach Extrembelastung

Wenn eine Posttraumatische Belastungsstörung mehr als zwei Jahre anhält, also einen chronischen Verlauf annimmt, dann kann unter Umständen auch die Diagnose einer »Anhaltenden Persönlichkeitsänderung nach Extrembelastung« gerechtfertigt sein. Die Betroffenen haben aufgrund der erlebten Traumatisierung eine misstrauische und ängstliche, manchmal sogar feindliche Haltung gegenüber der Welt. Sie ziehen sich sozial zurück, bis hin zur völligen Isolation. Meist bestehen ausgeprägte Gefühle von Leere und Hoffnungslosigkeit sowie eine hohe Anspannung und ein anhaltendes Gefühl von Bedrohung und Entfremdung.

Borderline-Persönlichkeitsstörung

Insbesondere bei Menschen, die schon früh in ihrer Lebensgeschichte Gewalt erfahren mussten oder destruktive Beziehungsmuster erlebt haben, kann es auch zur Entwicklung einer Persönlichkeitsstörung kommen. Hiermit ist eine schwerwiegende (Ver-)Störung gemeint, die die gesamte Person, ihr Erleben, ihr Verhalten und ihre Beziehungsgestaltung beeinflusst. Diese

Muster haben sich meist bereits in der Kindheit oder Jugendzeit entwickelt und bleiben auch im Erwachsenenalter bestehen.

Aufgrund ihrer großen Häufigkeit bei traumatisierten Menschen ist die Borderline-Persönlichkeitsstörung hervorzuheben. In der Traumatherapie wird diese Störung zunehmend als chronische Form einer Traumafolgestörung angesehen. Über diese Diagnose gibt es leider viele Vorurteile, Betroffene fühlen sich daher häufig abgestempelt. Umso wichtiger ist im Zusammenhang mit der Vergabe dieser Diagnose eine ausführliche Aufklärung der Klientin/Patientin über die Entstehung dieser Störung, über zugehörige Symptome und vor allem über Behandlungsmöglichkeiten.

Menschen mit einer Borderline-Störung haben in der Regel schwer erträgliche Spannungszustände sowie Schwierigkeiten, ihre Gefühle (v.a. Wut) zu kontrollieren und zu regulieren, sodass es immer wieder zu heftigen Stimmungsschwankungen und Gefühlsausbrüchen kommt. Das kann die sozialen Beziehungen sehr belasten. Es bestehen meist ein sehr unsicheres Selbstbild sowie wechselnde und chaotische Beziehungsgestaltungen. Häufig kommt es auch zu selbstschädigenden oder gefährlichen Verhaltensweisen.

Dissoziative Störungen

Wenn der Mechanismus der Dissoziation (Spaltung) ein gewisses Ausmaß überschreitet und auch die Alltagsbewältigung beeinträchtigt, dann ist ggf. die Diagnose einer Dissoziativen Störung gerechtfertigt. Es zeigen sich dann häufige »Blackouts« im Alltagsgeschehen, Gedächtnisstörungen, Veränderungen des Selbsterlebens wie: Neben-sich-Stehen, Aus-dem-Körper-Gehen, Sich-wie-schwebend-Fühlen, Sich-»Wegbeamen« oder eine veränderte Wahrnehmung der Umwelt wie Tunnelblick, Sich-wie-in-Watte-Fühlen, Gedämpft-Hören, Schwarz-Weiß-Sehen. Auch die Sinnesorgane oder der Bewegungsapparat können betroffen sein. Dies kann vorübergehende Hör- und

Sehstörungen, Schwindel- oder Ohnmachtanfälle etc. bedingen, sogar vorübergehende Lähmungen oder Krampfanfälle können auftreten.

Multiple Persönlichkeitsstörung/Dissoziative Identitätsstörung

Die ausgeprägteste Form der Dissoziation ist die Dissoziative Identitätsstörung (DIS), früher Multiple Persönlichkeitsstörung (MPS) genannt. Hier war die erlebte Gewalt so extrem und so zerstörerisch, dass die Seele sich in verschiedene Anteile aufgespalten hat, um diese schweren Traumatisierungen zu überleben. Es gibt dann in einem gemeinsamen Körper verschiedene Persönlichkeitsanteile, die oft wenig voneinander wissen und die ein Eigenleben führen können. Das führt zu Erinnerungslücken im Alltag, häufig ist das alltägliche Leben recht chaotisch und anstrengend.

In manchen Kreisen gilt die Diagnose immer noch als umstritten und wird der Fantasie von Klient*innen und Therapeut*innen zugeschrieben, was für mich nicht nachvollziehbar ist. Gleichzeitig haben sich andere Institutionen, so z. B. auch viele psychiatrische Kliniken, der Diagnose und ihrer Behandlung mehr und mehr geöffnet.

Noch immer werden »multiple« Menschen aber meist zu spät als solche wahrgenommen und daher über lange Zeit nicht angemessen psychotherapeutisch behandelt. Die Diagnose sollte von erfahrenen Traumatherapeutinnen und -therapeuten sehr sorgfältig gestellt werden, denn hin und wieder kommt es auch zu Fehldiagnosen. Dann wird jemand zu Unrecht für »multipel« erklärt, was den Heilungsprozess genauso erschweren kann wie das Übersehen des »Viele-Seins«, wobei Letzteres deutlich häufiger ist.

Depressive Störungen

Depressive Verstimmungen sind ein häufiges Begleitsymptom nach Gewalterfahrungen. Wenn die depressive Symptomatik mit Niedergeschlagenheit, Freudlosigkeit, Antriebs- und Aktivitätsmangel, Interessenverlust, Erschöpfung und Selbstwertverminderung im Vordergrund steht oder wenn andere Symptome fehlen, kann die alleinige Diagnose einer Depressiven Störung gerechtfertigt sein. Bisweilen wird sie auch als zusätzliche Diagnose vergeben.

Angststörungen

Dass nach einer Gewalterfahrung häufig Ängste auftreten, ist naheliegend. Wenn sich diese Ängste verselbstständigen, kann es auch zu einer ausgeprägteren Angststörung kommen. Hierbei wird zwischen einer Panikstörung und einer generalisierten Angststörung unterschieden. Die Panikstörung geht mit unvorhersehbaren Anfällen stärkster Angst einher, was meist von körperlichen Symptomen wie Engegefühl, Herzrasen, Erstickungsgefühl, Schwindel etc. begleitet wird. Oft kommt es in der Folge zu einem Vermeidungsverhalten.

Bei der generalisierten Angststörung besteht eine anhaltende Grundangst, verbunden mit sorgenvollem Gedankenkreisen und quälenden Befürchtungen, die Betroffene selbst oder nahestehende Menschen könnten erkranken oder Unfälle erleben. Oft bestehen auch hier körperliche Begleitsymptome, die allerdings weniger dramatisch sind, sondern eher anhaltend die Befindlichkeit beeinträchtigen.

Somatisierungsstörungen

Da durch ein Trauma in aller Regel der Körper (= *Soma*) verletzt oder bedroht wurde, liegt es nahe, dass sich auch auf der Körperebene Symptome zeigen.

Bei der Somatisierungsstörung wird seelisches Erleben in den Körper verlagert und führt dort zu unterschiedlichsten körperlichen Beschwerden, die zum Teil sehr belastend und einschränkend sein können. Trotz unauffälliger medizinischer Untersuchungsergebnisse bleibt die Befürchtung bestehen, körperlich erkrankt zu sein und dass dies übersehen werden könnte. So werden immer wieder verschiedene Ärztinnen und Ärzte aufgesucht, um die Beschwerden organisch abklären zu lassen. Hierdurch kommt es unter Umständen zu zahlreichen belastenden und auch unnötigen Mehrfachuntersuchungen. Wichtig ist dann die einfühlsame Aufklärung über psychosomatische Zusammenhänge und Behandlungsmöglichkeiten.

3. Traumatherapie – Heilung ist möglich

Nicht müde werden

Nicht müde werden
sondern dem Wunder
leise
wie einem Vogel
die Hand hinhalten.
HILDE DOMIN[16]

Was ist in der Traumatherapie eigentlich unter Heilung zu verstehen? Meines Erachtens bedeutet Heilung, dass eine betroffene Frau beginnt, ihr Leben (wieder) in die Hand zu nehmen, dass sie handlungsfähiger wird, sich selbst besser verstehen und annehmen kann und lernt, mit den Folgen der Traumatisierung zurechtzukommen. Dazu gehört für mich auch, dass sie Lebensperspektiven und Pläne entwickelt, dass sie Lebenslust und Lebensfreude sowie Zufriedenheit und Zuversicht empfinden kann – oder wie immer sie für sich selbst Heilung definiert.

Heilung heißt für mich nicht die Abwesenheit unangenehmer Gefühle wie Ärger oder Traurigkeit, denn sie gehören zum Leben dazu, sondern vielmehr ein Einverständnis damit, dass das Leben auch Widriges oder Schwieriges bereithält und dass es sich lohnt, damit umgehen zu lernen.

Der Begriff »Heilung« ist meiner Meinung nach nicht nur dann zu verwenden, wenn eine traumatisierte Frau alle Traumatisierungen oder Lebensbelastungen aufarbeitet. Das erscheint mir zu hoch gegriffen und oft auch gar nicht möglich. Heilung ist für mich kein statisches Ziel, auf das man zusteuert und nach dessen Erreichen sich nichts mehr verändert. Ich spreche daher lieber von *Heilungsprozess*, weil damit deutlich wird, dass es eine Bewegung und eine Suche ist, die wahrscheinlich ein Leben lang anhält.

Der wichtige Blick auf die Ressourcen

Ein wichtiger Grundsatz in der Traumatherapie ist die Stärkung der Ressourcen. Das Wort »Ressource« kommt aus dem Französischen (*source* = Quelle) und meint Fähigkeiten, Fertigkeiten, Kraftquellen, Stärken, Hilfreiches, positive Bilder … Alles, was (oder wer) Ihnen guttut, was Ihnen hilft, was Sie stärkt, was Ihnen Mut macht, was Ihnen Freude bereitet, was Sie berührt, was Sie anregt, ist eine Ressource.

In der Traumatherapie sind die Ressourcen so wichtig, weil durch Traumaerfahrungen das eigene Leben, das Weltbild, das Gefühl von Sicherheit und auch das Selbstbild so tief erschüttert werden, dass der Zugang zu vielen Ressourcen verschüttet werden kann. Wenn ein Mensch häufiger und bereits sehr früh im Leben durch Gewalterfahrungen traumatisiert wurde, konnten womöglich manche Ressourcen erst gar nicht ausreichend entwickelt werden. Auch jede Überlebensstrategie ist eine Ressource, die geholfen hat, das Schreckliche durchzustehen. So ist z. B. die Fähigkeit, sich aus einer Situation »wegzubeamen« (Dissoziation) einerseits ein Symptom, das heute die Alltagsbewältigung erheblich erschweren kann, früher war es jedoch eine Bewältigungsstrategie und somit eine Ressource. Nicht alle diese Bewältigungsressourcen sind der heutigen Situation als erwachsene Frau noch angemessen, und so geht es oft darum, bessere Mechanismen zu entwickeln.

Durch eine Traumatherapie kann ein Trauma natürlich nicht rückgängig gemacht werden. Doch es kann gelingen, dieser Erfahrung einen angemessenen Raum zu geben, ihre Auswirkungen auf das jetzige Leben zu erfassen, einen guten Umgang mit den Folgen zu finden und die Bewältigung zu erleichtern. Es kann ein Gegengewicht zu den Traumaerfahrungen und Folgen aufgebaut werden, sodass die Gewalt weniger Einfluss auf das Leben ausübt. Auch die besonderen Fähigkeiten, die aufgrund der Traumatisierungen entwickelt wurden, sollten herausgearbeitet, gewürdigt und genutzt werden. Nicht zuletzt kann die traumatische Erfahrung bearbeitet und hierdurch integriert werden.

Phasen der Traumatherapie – eine Übersicht

In der Traumatherapie werden verschiedene Therapiephasen voneinander abgegrenzt: Stabilisierung – Exposition/Traumabearbeitung – Integration. In den folgenden Unterkapiteln werde ich auf die einzelnen Phasen genauer eingehen und Übungen vorstellen, die auch in der Therapie zum Einsatz kommen.

Hierzu möchte ich noch anmerken, dass die Wichtigkeit der einzelnen Phasen in verschiedenen Therapieschulen unterschiedlich eingeschätzt und auch in der Fachwelt kontrovers diskutiert wird. In vielen verhaltenstherapeutischen Ansätzen wird z. B. die Traumadurcharbeitung (Exposition*) in den Vordergrund gestellt und teilweise mit sehr stark konfrontierenden und dadurch belastenderen Methoden gearbeitet, auf vorausgehende Stabilisierung wird oft weniger Wert gelegt. Andere Therapieschulen verwenden viel Zeit auf Stabilisierung und gehen – wenn überhaupt – nur sehr vorsichtig in Richtung Traumakonfrontation. Aus meiner Sicht sollte es um eine ausgewogene Mischung beider Ansätze gehen. Darüber hinaus bevorzuge und empfehle ich für die Traumabearbeitung Methoden, die weniger stark in das Nacherleben der Traumasituation hineinführen. Stattdessen sind diese Ansätze lösungsorientierter und zielen eher darauf ab, neue Erfahrungen zu ermögli-

* Exposition bedeutet, sich einem unangenehmen Reiz oder Erleben (noch einmal) auszusetzen.

chen und dadurch die frühere Erfahrung von Ohnmacht und Kontrollverlust zu »entgiften« und zu »überschreiben«. Mehr dazu folgt im Kapitel »Traumabearbeitung«.

Der erste Abschnitt der Therapie wird als *Stabilisierungsphase* bezeichnet. Dies ist bei sexualisierter Gewalt oft der wichtigste und meist auch längste Teil der Psychotherapie, der sich manchmal über Jahre erstrecken kann. Vor allem dann, wenn eine betroffene Frau nicht »nur« ein Monotrauma, d. h. eine einmalige überwältigende Erfahrung machen musste, sondern sogenannte komplexe Traumaerfahrungen hat, d. h. häufiger Gewalt oder Übergriffe erlebt hat, dies auch in der Kindheit oder Jugendzeit passiert ist und noch dazu durch wichtige Bezugspersonen. Diese Aspekte führen zu gravierenderen Folgen mit entsprechend größerem Bedarf an Stabilisierung.

Vielen Betroffenen reicht diese Stabilisierungsphase aus. Sie haben danach ihre Symptome so weit im Griff und eine so gute Lebensqualität erreicht, dass sie sich gegen eine Traumadurcharbeitung entscheiden, was respektiert werden sollte.

In der Stabilisierungsphase geht es zunächst um den Aufbau einer vertrauensvollen therapeutischen Beziehung und um die Erarbeitung von Therapiezielen. Es erfolgt eine Bestandsaufnahme der Symptome, aber auch der Ressourcen und Kompetenzen. In der Stabilisierungsphase lernen traumatisierte Frauen, Distanz zum Trauma aufzubauen und Überflutungen mit Traumaerinnerungen zu begrenzen. Sie arbeiten daran, ihre Symptome besser zu verstehen und konstruktiv mit ihnen umzugehen. Sie stärken ihr Selbstwertgefühl und ihre Fähigkeiten, sich abzugrenzen und für sich zu sorgen. Sie lernen, Gefühle zu dosieren, und nehmen (wieder) Kontakt zu ihrem Körper auf. Sie verbessern ihre sozialen Beziehungen sowie ihre Selbstfürsorge- und Abgrenzungsfähigkeit. Auch die weiter unten beschriebene Arbeit mit dem »Inneren Kind« ist in dieser Phase sehr hilfreich.

Hieran kann sich die Phase der *Traumabearbeitung* anschließen, in der die frühere Traumasituation noch einmal genauer in den Blick genommen und dadurch integriert wird. Es gibt inzwischen zahlreiche Bearbeitungsmethoden, die sich auch darin unterscheiden, wie intensiv das frühere Geschehen wachgerufen und nacherlebt werden soll. Somit gibt es sowohl »sanftere« als auch konfrontativere Ansätze. Je belastender eine Methode ist, desto besser muss die vorher erarbeitete Stabilität sein. Denn die Traumabearbeitung soll kontrolliert und dosiert erfolgen, sonst kann das Trauma nicht integriert werden. Im schlimmsten Fall kann es wie bei einem Flashback zu einer unkontrollierbaren Überflutung kommen, die vielleicht sogar als Retraumatisierung erlebt wird und dann mit massiver Destabiliserung einhergeht. Daher ist für eine Traumadurcharbeitung die gründliche und tragende Stabilisierung eine unerlässliche Voraussetzung.

Danach kann in der *Integrationsphase* das Erlebte in die eigene Lebensgeschichte aufgenommen und Frieden mit der Vergangenheit geschlossen werden. Hierfür ist meist auch das Trauern um Verlorenes oder Ungelebtes wichtig. Das Alte wird mehr und mehr losgelassen, es entsteht Raum für neue (Lebens-) Perspektiven.

Die beschriebenen Phasen verlaufen meist nicht streng nacheinander, sondern wechseln sich häufig ab, so kann z. B. nach einer Traumakonfrontation wieder Stabilisierungsarbeit und Unterstützung bei der Alltagsbewältigung erforderlich sein. Wichtig ist, dass mit der Stabilisierungsphase begonnen wird und diese so umfassend genutzt wird, wie es die (In-)Stabilität der Klientin erfordert.

Stabilisierung – Boden unter den Füßen gewinnen

Ein Trauma geht mit einem erheblichen Verlust an Sicherheit und Stabilität einher. Bereits einmalige Traumaerfahrungen bei ansonsten stabilen Lebensumständen können das seelische Erleben massiv aus dem Gleichgewicht bringen. Menschen, die bereits in ihrer frühen Lebensgeschichte (wiederholt) mit Gewalt konfrontiert waren, hatten es umso schwerer, sich überhaupt ein stabiles Umfeld aufzubauen.

Für alle von Gewalt betroffenen Menschen ist es daher von enormer Wichtigkeit, zunächst wieder Stabilität in ihr Leben zu bringen. Deshalb möchte ich in diesem Buch der Stabilisierungsphase viel Raum geben und umfassend beschreiben, welche Schritte, Übungen und Methoden zu diesem Abschnitt gehören.

Die Zusammenarbeit mit Ihrer Psychotherapeutin

Am Anfang der Psychotherapie geht es darum, eine geeignete Psychotherapeutin zu finden und zu ihr allmählich Vertrauen aufzubauen. Nehmen Sie sich hierfür genug Zeit. Die Reaktion Ihrer Psychotherapeutin auf Ihre Schilderungen und Fragen hilft Ihnen dabei zu prüfen, ob Sie miteinander zurechtkommen. Umgekehrt wird sich auch die Psychotherapeutin ein Bild von Ihnen machen.

In den ersten Sitzungen kann gemeinsam erarbeitet werden, was Ihre Ziele für die Psychotherapie sind. Diese Ziele sollten möglichst genau, aber auch realistisch formuliert sein. Sätze wie *»Ich will das alles loswerden«*, *»Mir soll es wieder gut gehen«*, *»Ich will wieder wie früher sein«* sind häufig und bringen nachvollziehbare Wünsche zum Ausdruck. Diese sind allerdings recht unkonkret oder unrealistisch und daher zur Formulierung eines Zieles weniger gut geeignet. Ein Ziel enthält auch, was Sie selbst dafür tun oder lernen möchten. Hier ein paar Beispiele: *»Ich will lernen, mich besser abzugrenzen und auch mal ›Nein‹ zu sagen.« »Ich will meine Ängste besser steuern lernen.« »Ich will mehr Zugang zu meinen Gefühlen bekommen.« »Ich will lernen, meine eigenen Bedürfnisse besser wahrzunehmen und mich dafür einzusetzen.« »Ich will fürsorglicher mit meinem Körper umgehen.« »Ich will lernen, mit den Erinnerungsbildern besser zurechtzukommen.« »Ich will herausfinden, warum mir manche Situationen Angst machen, und lernen, damit besser* *umzugehen.«* Je genauer und fassbarer Sie formulieren, wohin Sie sich entwickeln möchten, desto mehr beschreiten Sie diesen Weg bereits.

Viele Psychotherapeutinnen schließen am Anfang der Psychotherapie mit einer Klientin einen schriftlichen Therapievertrag ab. Das kann hilfreich sein, weil Sie dann immer wieder nachlesen können, was Sie mit ihr verabredet haben. Besonders wichtig sind solche Therapieverträge, wenn es um selbstschädigende Verhaltensweisen geht wie z. B. Selbstverletzungen, Suchtverhalten oder Suizidalität.

Während der gesamten Psychotherapie, aber besonders am Anfang sind Information und Aufklärung über die Folgen von Gewalterfahrungen und deren Behandlungsmöglichkeiten wichtig. Meist ist es hilfreich, das eigene Erleben durch diese Informationen besser einordnen zu können. Ein Trauma ist das Erleben extremer Ohnmacht. Durch Aufklärung und Wissensvermittlung kann – im Sinne von »Wissen ist Macht« – dieser Ohnmacht entgegengewirkt werden. In Traumabewältigungsgruppen höre ich immer wieder, wie entlastend solche Informationen sind: Die regen Fragen und Diskussionen in den Gruppen zeigen, wie wissenshungrig betroffene Frauen sind und wie sehr sie von Aufklärung profitieren.

Sich wieder sicher fühlen

Das Thema der »inneren und äußeren Sicherheit« hat in der Traumatherapie einen besonders hohen Stellenwert. Das ist nachvollziehbar, denn solange noch die Gefahr weiterer Verletzungen besteht, ist eine Heilung nicht wirklich möglich. Vielleicht erinnern Sie sich noch an einen Erste-Hilfe-Kurs, bei dem Ihnen beigebracht wurde, dass nach einem Verkehrsunfall zuallererst die Unfallstelle abgesichert werden muss, damit nicht noch mehr Menschen zu Schaden kommen. Erst dann werden die Verletzten versorgt. So ähnlich ist es auch in der Traumatherapie: Zuerst muss die Gefahr weiterer Verletzungen abgewendet werden, erst danach kann die Versorgung der bereits bestehenden Wunden erfolgen.

Äußere Sicherheit

Mit äußerer Sicherheit ist gemeint, dass im Hier und Jetzt kein anderer Mensch mehr Ihrem Körper oder Ihrer Seele Gewalt, Leid oder Schmerz zufügt. Das ist gar nicht so selbstverständlich, da traumatisierte Menschen ihre Grenzen oft nicht gut wahrnehmen und verteidigen können, sodass es immer wieder zu Grenzverletzungen kommen kann. Bisweilen wird die Gewalt gar nicht als solche wahrgenommen, da sie sich so normal und alltäglich anfühlt.

Auch der Kontakt zu früheren Tätern* kann zu erheblichen seelischen Krisen führen, selbst wenn heutzutage keine direkte Gewalt mehr ausgeübt wird. Die Begegnung kann jedoch die alten Wunden immer wieder aufreißen, sodass sie nicht verheilen können.

Bitte prüfen Sie daher sehr genau Ihre sozialen Beziehungen daraufhin, ob Sie sich dort sicher und geborgen fühlen können oder ob Ihnen Gewalt oder Schmerz an Körper oder Seele zugefügt oder angedroht wird.

Wenn Sie derartige Verletzungen gegenwärtig noch erleben, dann holen Sie sich so rasch wie möglich Hilfe. Wenden Sie sich hierfür an Menschen Ihres Vertrauens, z. B. eine gute Freundin, Ihre Hausärztin oder eine Beratungsstelle. Besonders geeignet sind spezielle Anlaufstellen für Frauen mit Gewalterfahrungen, z. B. Wildwasser, Frauennotrufe oder Frauenberatungsstellen. In einem Frauenhaus können Sie Zuflucht finden, falls Sie Ihre Wohnung verlassen müssen, um sich zu schützen. In einer Beratungsstelle können Sie meist auch rechtliche und finanzielle Fra-

* Der Begriff Täter kann problematisch sein, da es nicht so leicht ist, einen Menschen aus dem eigenen Umfeld überhaupt als Täter zu erkennen oder zu benennen. Zudem ist es auch ein juristischer Begriff und korrekterweise dürften wir ihn nur nutzen, wenn jemand gerichtlich verurteilt wurde. Um das Schädigende zu betonen, möchte ich ihn hier dennoch verwenden.

gen besprechen, sich Unterstützung für eine eventuell anstehende Trennung holen und Adressen von Psychotherapeutinnen oder Anwältinnen vor Ort erhalten. Vielleicht können Sie auch Kontakte mit anderen Frauen knüpfen, denen es ähnlich geht. Internetseiten, auf denen Sie sich Beratungsstellen in Ihrer Nähe heraussuchen können, finden Sie im Anhang.

Wenn Sie noch Kontakt zu Menschen haben, die Ihnen früher Leid zugefügt haben oder das heute noch tun, dann sollten Sie diese Kontakte sehr genau unter die Lupe nehmen, z. B. mithilfe der folgenden Fragen:

FRAGEN

- Tut mir der (Täter-)Kontakt gut?
- Was verspreche ich mir von den Begegnungen oder Telefonaten?
- Werden meine Erwartungen erfüllt?
- Wie geht es mir nach solchen Kontakten?

Für den Heilungsprozess ist es sinnvoll, meist sogar erforderlich, zumindest für eine gewisse Zeit den sogenannten Täterkontakt ganz abzubrechen. Wenn Erinnerungen an die erlebte Gewalt hochkommen oder durchgearbeitet werden, ist es unerträglich, den Menschen zu begegnen, die das Leid verursacht haben. Umgekehrt müssen Erinnerungen blockiert werden, um die Begegnungen mit Tätern überhaupt aushalten zu können. Täterkontakt verhindert oder behindert daher den eigenen Heilungsprozess.

Innere Sicherheit

Mit innerer Sicherheit ist gemeint, dass Sie lernen, mit Krisensituationen besser zurechtzukommen, selbstschädigende Verhaltensweisen abzubauen, Flashbacks zu begrenzen, Symptome in den Griff zu bekommen, mit Gefühlen umzugehen und belastbarer gegenüber Stresssituationen zu werden. *»Puh, wie soll ich das denn alles hinkriegen?«*, mag sich die eine oder andere Leserin nun vielleicht fragen und sich dabei überfordert fühlen. Ich bin fest davon überzeugt, dass diese Fähigkeiten erlernbar oder ausbaubar sind – dies braucht allerdings genügend Zeit. Genau aus diesem Grund wird in der Traumatherapie der Stabilisierungsphase so viel Raum gegeben.

Ich möchte Sie ermutigen, diesen Weg einzuschlagen. Für die Traumatherapie wurden viele Übungen und Hilfen entwickelt, um die innere Sicherheit zu verbessern. Insbesondere Imaginationsübungen sind hierfür gut geeignet. Allerdings braucht dieser Lernprozess neben Zeit auch Geduld, Disziplin und vor allem Übung. Vielleicht erinnern Sie sich noch an Ihre erste Fahrstunde, falls Sie den Führerschein gemacht haben: Da konnten Sie anfangs vermutlich auch nicht immer am Berg anfahren, ohne den Motor abzuwürgen. Das haben Sie allmählich gelernt, und heute wird es nur noch selten zu Missgeschicken kommen, da diese Fertigkeiten inzwischen zur Routine geworden sind. Ähnlich wird es anfangs beim Fahrradfahren mit dem Halten des Gleichgewichts gewesen sein. Auch das war ein Lernprozess, der manchmal mit Ängsten oder Zweifeln einherging.

Imaginationsübungen

Der Begriff Imagination kommt von dem lateinischen Wort *imago* und bedeutet übersetzt »das Bild«. In der Psychotherapie sind hiermit innere Bilder bzw. die innere Vorstellungskraft gemeint. Die Arbeit mit heilsamen inneren Bildern ist einer der wichtigsten Bestandteile der Traumatherapie. Besonders Luise Reddemann hat sehr viel dazu beigetragen, Imaginationsübungen für die Traumatherapie zu entwickeln und zu verbreiten.[17] Ihr verdanke ich viele Anregungen, die sich auch in den von mir beschriebenen Übungen wiederfinden.

In der Stabilisierungsphase geht es zunächst darum, den Schreckensbildern der Gewalt positive Bilder gegenüberzustellen, hierdurch Ressourcen zu aktivieren und (wieder) ein Sicherheitsgefühl aufzubauen. In einer späteren Therapiephase kann die Fähigkeit zur Imagination auch dazu genutzt werden, ein Trauma durchzuarbeiten.

Viele Menschen mit traumatischen Erfahrungen verfügen bereits über die Fähigkeit, sich in innere Welten zu flüchten, sich mit inneren Bildern zu trösten oder Erinnerungen mithilfe der Vorstellungskraft auf Distanz zu bringen.

> Frau F.* hatte bereits bevor sie mit Psychotherapie in Berührung kam die hilfreiche Vorstellung entwickelt, belastende Bilder im Meer zu versenken, um Abstand dazu herzustellen. Es fiel ihr jedoch schwer, darüber zu sprechen, weil ihr diese Idee etwas verrückt vorkam. Sie schämte sich dafür und hatte Angst, andere könnten ihr Verhalten belächeln. So war sie sehr erstaunt und erleichtert, als sie von mir hörte, dass ihre selbst entwickelte Technik auch in der Traumatherapie eingesetzt wird. Im Lauf der Zeit konnte sie dann sogar stolz auf ihre Kreativität sein und andere Frauen ermutigen, mit heilsamen inneren Bildern zu arbeiten.

Es ist bei diesen Übungen nicht das Ziel, sich aus der äußeren Welt immer mehr zu entfernen. Vielmehr geht es darum, in *inneren guten Welten* Kraft zu schöpfen für die Bewältigung von Aufgaben und Herausforderungen in der realen Welt. Die inneren Bilder können dann zu einer Kraftquelle werden – eine Klientin hat dafür den Begriff »meine Tankstelle« verwendet. Auch können durch diese Übungen Selbstheilungskräfte aktiviert werden. Die Fähigkeit zur Erholung und Entspannung wird verbessert, Stresserleben kann abgebaut werden, die Traumaerinnerungen können in den Hintergrund treten.

Manchen Menschen fällt es schwer, sich konkrete Bilder vorzustellen. Meiner Erfahrung nach sind konkrete oder detaillierte Bilder nicht unbedingt für die heilsame Wirkung erforderlich. Oft reichen bereits die Vorstellung wohltuender

* Der Name sowie die personenbezogenen Details wurden, wie auch bei allen weiteren Fallbeispielen in diesem Buch, zum Schutz der Klientin verändert.

Farben, ein angenehmes Körpergefühl oder andere Sinnesempfindungen aus, um die gewünschte Wirkung zu erreichen. Zudem kann die Fähigkeit, deutliche Bilder wahrzunehmen, durch regelmäßiges Üben verbessert werden. Wer sich nicht gerne beim Imaginieren anleiten lässt, weil das Stress erzeugt, Bilder produzieren zu müssen, kann auch über die Ideen aus den Übungen sprechen oder nachdenken oder etwas aufschreiben. Dann entstehen die Bilder wie nebenbei und es entsteht weniger Druck, beim Imaginieren (besonders gute) Bilder entwickeln zu müssen.

Bevor ich konkrete Übungen vorstelle, möchte ich Ihnen noch einige wichtige Dinge zum Umgang damit ans Herz legen:

- Machen Sie Imaginationsübungen nicht ohne Rücksprache mit Ihrer Psychotherapeutin, wenn Sie ausgeprägte Suizidgedanken haben, da sich diese Gedanken durch Imaginationsübungen manchmal verstärken können.
- Auch sind die Übungen womöglich nicht geeignet, wenn Sie ohnehin zu oft in innere Welten abtauchen, aus denen Sie am liebsten nicht mehr zurückkehren möchten. Dann wäre es wichtiger, Ihren Kontakt zur realen Welt zu stärken und zu verbessern.
- Wenn Sie noch wenig Erfahrung mit Imaginationen haben, dann lassen Sie sich bei den Übungen zunächst von Ihrer Psychotherapeutin anleiten.
- Üben Sie in entspannteren Situationen, bis Ihnen die Übungen zur Routine geworden sind. Dadurch stehen sie Ihnen in Stressmomenten leichter zur Verfügung.
- Lesen Sie die Übungen zunächst durch, bevor Sie sie ausprobieren, damit Sie wissen, was auf Sie zukommt. Lesen Sie auch die Hinweise zu den einzelnen Übungen durch, bevor Sie damit beginnen.
- Die Anleitungen in den Übungen sind immer nur Vorschläge. Weil Menschen unterschiedliche Vorlieben und Erfahrungen haben, kann nicht jede Formulierung allen gerecht

werden. Sie dürfen also mit »künstlerischer Freiheit« die Übungen abwandeln, wie es Ihnen stimmig erscheint. Einzige Regel hierbei: Die Änderung tut Ihnen gut und sie verbessert Ihr Wohlbefinden. Wenn Ihnen einzelne Vorschläge nicht behagen oder sogar Stress auslösen, dann wandeln Sie die Übung an dieser Stelle bitte ab oder überspringen Sie diesen Teil. Vielleicht gibt es auch eine ganze Übung, die Ihnen nicht zusagt – dann konzentrieren Sie sich auf die anderen Übungen.

- Wenn wider Erwarten in einer Übung unangenehme Bilder auftauchen sollten, die Sie nicht wieder wegschicken können, dann unterbrechen Sie die Übung und kehren Sie in die Realität zurück.
- Inzwischen gibt es Medien oder Websites mit gesprochenen Übungen. Probieren Sie aus, ob Ihnen die hörbare Anleitung das Üben erleichtert. Meist ist es einfacher, die Konzentration zu halten, wenn eine angenehme Stimme Sie durch die Übung führt.
- Es ist völlig normal, wenn Sie während einer angeleiteten Übung hin und wieder mit den Gedanken abschweifen. Lassen Sie sich davon nicht unter Stress setzen, sondern kehren Sie mit Ihrer Aufmerksamkeit immer wieder zu der Übung zurück.
- Im Gegensatz zu einem Entspannungsverfahren ist das Ziel der Imaginationsübungen nicht Entspannung, sondern Beruhigung und Zugang zu Ressourcen. Das bedeutet, dass Sie sich bei den Übungen *nicht entspannen müssen*. Denn das fällt traumatisierten Menschen oft schwer und kann sogar Ängste hervorrufen. Im Gegenteil: Sie dürfen während der Übung ganz bewusst einen Körperteil angespannt lassen, indem Sie z. B. mit einer Hand eine Faust bilden.
- Suchen Sie sich eine bequeme Körperhaltung, in der Sie sich etwa 10 bis 20 Minuten wohl und sicher fühlen. Sie können die Körperhaltung jederzeit so verändern, wie Sie es möchten. Bisweilen fühlt sich Sitzen sicherer an als Liegen.

- Sie können die Augen schließen oder offen lassen. Bei geschlossenen Augen können Sie vielleicht besser innere Bilder wahrnehmen, fühlen sich aber womöglich nicht sicher genug. Probieren Sie aus, was sich für Sie besser anfühlt. Wenn Sie die Augen offen lassen, dann suchen Sie sich einen Punkt im Raum, auf dem die Augen ruhen können.
- Um sich einzustimmen, können Sie die Übungen jeweils mit der folgenden Einleitung beginnen.

ÜBUNG

Einleitung

Setzen (oder legen) Sie sich möglichst bequem hin. Sie können die Augen schließen oder offen lassen, so, wie es für Sie stimmig ist. Sie können auch einen Körperteil angespannt lassen, dieser Körperteil kann auf Sie »aufpassen«, während der Rest des Körpers ein wenig loslassen kann.

Nehmen Sie wahr, wie Sie auf dem Stuhl sitzen. Nehmen Sie die Sitzfläche und die Lehne wahr. Nehmen Sie auch die Füße auf dem Boden wahr und dass die Erde Sie trägt.

Wenn Sie mögen, können Sie sich beim Ausatmen vorstellen, wie Sie ein bisschen loslassen, was Ihnen gerade noch zu viel ist. So viel, wie jetzt für Sie stimmig ist – mit jedem Ausatmen.

Und wenn Sie mögen, können Sie sich beim Einatmen vorstellen, wie Sie aufnehmen, was Ihnen jetzt gerade guttut – mit jedem Einatmen.

Nach jeder Imaginationsübung sollten Sie sich wieder gut in der Realität – also im Hier und Jetzt – verankern. Dabei kann es helfen, den Körper durch Räkeln, Gähnen und Strecken zu aktivieren. Ihr Gesicht können Sie »aufwecken«, indem Sie sich leicht Augen und Wangen reiben. Nehmen Sie wieder den Boden unter den Füßen wahr. Öffnen Sie die Augen und sehen Sie sich im Raum um, nehmen Sie dabei bewusst einzelne Gegenstände wahr. Stehen Sie schließlich auf und bewegen Sie sich im Raum.

Innerer sicherer Ort/Innerer Wohlfühlort

Dies ist eine der Standardübungen in der Traumatherapie. Sie trägt dazu bei, sich wieder sicherer und geborgener zu fühlen, sich selbst zu beruhigen und neue Kraft zu tanken. Für viele traumatisierte Menschen ist der Begriff »sicherer Ort« allerdings schwierig, weil sie in ihrem Leben so wenig Sicherheit hatten, dass sie gar nicht sagen können, wie sich Sicherheit eigentlich anfühlt. Auch kann der Begriff manchmal traurig stimmen, weil dann deutlich wird, welchen Mangel an Sicherheit es früher gegeben hat. Aus dieser Erkenntnis heraus wurde der »Innere sichere Ort« von einigen AutorInnen in »Innerer Wohlfühlort« umbenannt.

ÜBUNG

Innerer sicherer Ort/Innerer Wohlfühlort

Einleitung der Übung wie auf Seite 74 beschrieben.

Wenn Sie so weit sind, dann lade ich Sie ein, sich vor Ihrem inneren Auge einen Ort vorzustellen, an dem Sie sich sicher und geborgen fühlen können. Dies kann ein realer Ort sein oder ein Ort, den es nur in Ihrer Fantasie gibt. Er kann sich auch außerhalb der Erde befinden. Nur Sie allein kennen den Zugang zu diesem Ort. Nehmen Sie wahr, wie der Wohlfühlort nach außen begrenzt ist. Vielleicht gibt es eine Mauer oder einen hohen Zaun, vielleicht eine Hecke oder auch einen magischen Schutz.

Nun nehmen Sie Ihren Inneren Wohlfühlort mit allen Sinnen wahr und gestalten Sie ihn so, dass er angenehm für Sie ist. Vielleicht gibt es einen Platz, an dem Sie gerne sitzen oder liegen möchten. Vielleicht nehmen Sie schöne Farben wahr. Vielleicht können Sie wohltuende Geräusche hören oder angenehme Gerüche wahrnehmen. Vielleicht gibt es Dinge, die Sie gerne berühren möchten und die sich angenehm anfühlen. Sie können mit Ihrer Vorstellungskraft Dinge verändern, die Ihnen noch nicht zusagen. Sie können die Temperatur und das Wetter so einstellen, dass Sie sich behaglich fühlen. Auch die Landschaft können Sie so gestalten, dass Sie sich wohlfühlen. Erlauben Sie sich, an diesem Inneren Wohlfühlort Kraft zu tanken und sich zu erholen. Verweilen Sie noch

ein wenig und genießen Sie, was Ihnen hier guttut.
Und stellen Sie sich nun darauf ein, sich ganz bewusst von Ihrem inneren Wohlfühlort zu lösen, den Sie jederzeit wieder aufsuchen können. Vielleicht möchten Sie sich noch bei Ihrer Vorstellungskraft, die Ihnen diese Bilder schenkt, bedanken.
Dann kehren Sie, ganz in Ihrem Tempo, allmählich zurück in diesen Raum, auf Ihren Platz. Sie nehmen den Boden unter Ihren Füßen oder Ihre Unterlage wieder wahr. Recken. Strecken. Räkeln. Gähnen. Die Augen öffnen und sich wieder im Raum orientieren.

Innerer Garten

Der innere Garten ist verwandt mit dem inneren Wohlfühlort und kann mit diesem verknüpft werden. Der Garten ist immer dann hilfreich, wenn es darum geht, Zukunftsperspektiven zu entwickeln. Denn in einem Garten säen oder pflanzen wir – und erst zu einem späteren Zeitpunkt kommen die Früchte unserer Arbeit zum Vorschein. Wir investieren mit dem Garten also in die Zukunft und schmieden neue Pläne. Auch ist ein Garten ein Ort, der immer wieder verändert werden kann. Altes kann auf einen Kompost gebracht werden, wo es sich verwandelt, um dann als Humus wieder neues Wachstum zu fördern.

ÜBUNG

Innerer Garten

Einleitung der Übung wie auf Seite 74 beschrieben.
Wenn Sie so weit sind, dann lade ich Sie ein, sich Ihren inneren Garten vorzustellen. Schauen Sie nun zunächst von außen auf Ihren Garten. Und nehmen Sie genau die Begrenzung Ihres inneren Gartens wahr. Betrachten Sie von außen den Zugang zu Ihrem Garten. Vielleicht ein Tor oder eine Pforte, eine Tür oder was immer für Sie stimmig ist. Wenn Sie mögen, betreten Sie nun ganz bewusst Ihren inneren Garten durch diesen Eingang. Und nehmen Sie wahr, was in Ihrem Garten alles wächst. Vielleicht gibt es Blumen und Bäume, Hecken und Sträucher. Sie können Ihren inneren Garten nun ganz nach Ihren Wünschen

gestalten. Sie können neue Pflanzen in den Garten bringen, Sie können neue Wege anlegen, Sie können auch Pflanzen entfernen. Was immer Sie sich wünschen, wird durch Ihre Vorstellungskraft umgesetzt. Und wenn Sie später etwas ändern möchten, dann können Sie dies jederzeit tun. Vielleicht gibt es in Ihrem inneren Garten auch einen Kompost, auf dem Sie Dinge abladen können, die Sie nicht mehr benötigen und die sich dort in fruchtbare Erde verwandeln.

Wenn Sie möchten, können Sie sich auch ein Gewässer in Ihrem Garten vorstellen. Vielleicht einen Bach oder einen Teich, einen kleinen Wasserfall oder eine Quelle.

Wenn Ihnen dies zusagt, können Sie sich in Ihrem inneren Garten auch einen Ort der Besinnung einrichten. Suchen Sie dafür einen Platz, an dem Sie sich wohl und sicher fühlen, und richten Sie sich dort gemütlich ein. Hier können Sie auftanken und zur Ruhe kommen.

Nehmen Sie Ihren Garten mit allen Sinnen wahr. Vielleicht sehen Sie die verschiedenen Grüntöne, bunte Blumen, die Farben der Steine, die Farben der Erde. Vielleicht hören Sie Vögel oder das Rauschen der Blätter. Vielleicht spüren Sie die Sonne wohltuend auf Ihrer Haut, vielleicht auch einen leichten Lufthauch. Vielleicht können Sie angenehme Düfte wahrnehmen. Vielleicht gibt es auch Dinge, die Sie gerne berühren möchten, Blätter oder Steine oder Früchte aus Ihrem Garten.

Und stellen Sie sich nun darauf ein, sich ganz bewusst von Ihrem inneren Garten zu lösen, den Sie jederzeit wieder aufsuchen können. Vielleicht möchten Sie sich noch bei Ihrer Vorstellungskraft bedanken, die Ihnen diese Bilder schenkt.

Dann kehren Sie, ganz in Ihrem Tempo, allmählich zurück in diesen Raum, auf Ihren Platz. Sie nehmen den Boden unter Ihren Füßen oder Ihre Unterlage wieder wahr. Recken. Strecken. Räkeln. Gähnen. Die Augen öffnen und sich wieder im Raum orientieren.

Tresor-Übung

Die Tresor-Übung hilft, Abstand zu belastenden Bildern herzustellen, indem Sie die Bilder in einem Tresor verschließen. Sie können auch ein anderes Behältnis wählen, z. B. eine Kiste oder einen magischen Behälter. Wichtig ist nur, dass dieses Behältnis stabil ist, dass es sicher verschlossen werden kann und dass nur Sie allein Zugang dazu haben. Eine Klientin hat sich z. B. als Behälter eine griechische Statue ausgesucht, die ein verschließbares Geheimfach hatte.

Da Sie bei der Tresor-Übung für einen kurzen Moment Kontakt zu den Traumabildern haben, sollten Sie sich bei dieser Übung anfangs immer von Ihrer Psychotherapeutin anleiten lassen. Erst wenn Sie belastende Bilder in Ihrer Psychotherapie sicher verschließen können, sollten Sie die Übung alleine durchführen.

ÜBUNG

Tresor-Übung

Einleitung der Übung wie auf Seite 74 beschrieben.

Wenn Sie so weit sind, dann lade ich Sie ein, sich vor Ihrem inneren Auge eine *leere Leinwand* vorzustellen. Stellen Sie sich dann als Nächstes auf dieser leeren Leinwand einen *leeren Rahmen* vor. Nehmen Sie wahr, aus welchem Material dieser Rahmen besteht und wie groß er ist. Stellen Sie sich jetzt Ihre Fernbedienung in der Hand vor, mit der Sie Ihre Leinwand und den Rahmen steuern können. Nun verkleinern Sie mit der Fernbedienung den leeren Rahmen, bis er etwa Postkartengröße hat. Und dann noch weiter verkleinern, bis der leere Rahmen so klein ist wie eine Briefmarke. Prüfen Sie nun, ob diese Größe für Sie aushaltbar ist oder ob Sie den Rahmen noch weiter verkleinern möchten, z. B. auf die Größe einer Reißzwecke oder den Kopf einer Stecknadel.

Dann stellen Sie sich *für einen ganz kurzen Moment* das belastende Bild in diesem verkleinerten Bilderrahmen vor – und nehmen Sie vor allem wahr, ob es ein bewegtes oder ein stehendes Bild ist. Nun gehen Sie zu Ihrem DVD-Player (bei einem bewegten Bild) oder zu Ihrem Dia-Projektor (bei einem Standbild). Nehmen Sie die DVD (oder das Dia) aus dem Gerät und verpacken Sie es in einer passenden Hülle. Wenn Sie möchten, können Sie noch ein Etikett beschriften und aufkleben, damit Sie den Film (das Dia) zuordnen können. Wenn es Ihnen wichtig ist, können Sie die verpackte DVD (das verpackte Dia) auch noch weiter einpacken – in Papier oder Plastik, in eine Tüte oder Tasche.

Dann gehen Sie mit der verpackten DVD (Dia) zu Ihrem ganz privaten

Tresor – ein Tresor, zu dem nur Sie alleine Zugang haben. Schauen Sie sich den Tresor genau an. Wie groß er ist. Welche Farbe er hat. Aus welchem Material er ist und wie sich das Material anfühlt – eher warm oder eher kühl. Dann schauen Sie sich den Verschlussmechanismus an – und machen Sie sich noch einmal klar, dass *nur Sie allein* diesen Tresor öffnen und schließen können – niemand sonst.

Dann öffnen Sie Ihren Tresor und legen die DVD (das Dia) dort hinein. Dann verschließen Sie den Tresor wieder. Überprüfen Sie noch einmal, ob der Tresor auch richtig gut und sicher verschlossen ist. Dann entfernen Sie sich etwas vom Tresor und schauen noch einmal zurück. Überprüfen Sie genau, wie es sich anfühlt, dass Sie diese Bilder in Ihrem Tresor verschlossen haben.

Dann gehen Sie weiter auf Ihrem Weg, bis Ihnen ein *gutes Bild* begegnet. Ein Bild, das Ihnen guttut, das Ihnen Kraft gibt. Vielleicht eine schöne Erinnerung oder ein schönes Landschaftsbild – was immer Ihnen jetzt zusagt. Wenn Sie möchten, können Sie sich dieses gute Bild nun auf Ihrer Leinwand vorstellen und es mit der Fernbedienung so weit vergrößern, wie es Ihnen zusagt. Vielleicht möchten Sie die Farben noch intensiver werden lassen. Vielleicht gibt es angenehme Geräusche, die zu dem Bild gehören, vielleicht auch angenehme Gerüche oder angenehme Empfindungen auf Ihrer Haut. An diesem Bild können Sie sich nun auftanken. Nehmen Sie noch einmal bewusst wahr, wie es Ihnen mit diesem guten Bild geht.

Und stellen Sie sich nun darauf ein, sich von Ihrem inneren Kraftbild zu lösen – in dem Wissen, dass Sie es sich jederzeit wieder heranholen können. Vielleicht mögen Sie sich noch bei Ihrer Vorstellungskraft bedanken, die Ihnen dieses gute Bild geschenkt hat.

Dann kehren Sie, ganz in Ihrem Tempo, allmählich zurück in diesen Raum, auf Ihren Platz. Sie nehmen den Boden unter Ihren Füßen oder Ihre Unterlage wieder wahr. Recken. Strecken. Räkeln. Gähnen. Die Augen öffnen und sich wieder im Raum orientieren.

Zum selbstständigen Einüben der Methode können Sie die Tresor-Übung auch abwandeln, indem Sie ein schönes Erinnerungsbild, z. B. von einem Urlaub, in einem Schatzkästchen verpacken.

Den Kanal wechseln

Dies ist eine weitere Technik, um Abstand von belastenden Bildern herzustellen. Besonders Menschen, die häufig fernsehen und das »Zappen« gewöhnt sind, haben hierzu wahrscheinlich einen guten Zugang. Auch diese Übung sollten Sie sich zunächst gemeinsam mit Ihrer Psychotherapeutin erarbeiten, da hier für einen kurzen Moment Kontakt zu den belastenden Bildern hergestellt wird.

ÜBUNG

Den Kanal wechseln

Stellen Sie sich vor, wie Sie mit Ihrer Fernbedienung von einem bedrohlichen oder belastenden Film »umschalten« zu einem harmlosen oder schönen Film, z. B. einem Landschaftsfilm oder Werbespot.

Sie können auch zwischen dem belastenden und dem angenehmen Film hin- und herwechseln. Konzentrieren Sie sich sorgfältig darauf, wie Sie sich mit welchem Film fühlen. Was nehmen Sie dabei im Körper wahr? Wo im Körper bemerken Sie die größten Unterschiede? Machen Sie sich bewusst, dass Sie mit dem Wechseln des Filmes auf Ihr Körperempfinden Einfluss nehmen.

Durch die Konzentration auf die angenehmen Bilder werden die ängstigenden Bilder überblendet oder in den Hintergrund gedrängt. Das kann blitzschnell aus Flashbacks heraushelfen – je eingeübter, desto besser funktioniert die Methode. Auch das Wechseln zwischen belastenden und angenehmen Bildern kann dazu beitragen, die Kontrolle über die eigenen Bilder zu verbessern.

Das »Innere Kind« in Sicherheit bringen

Bei der Arbeit mit dem sogenannten Inneren Kind handelt es sich ebenfalls um eine Imagination, die jedoch nicht nach einem festen Schema abläuft. Vielmehr stellt sie einen Prozess dar, bei dem das Innere Kind Hilfe und Zuwendung erfährt. Es kann auch aus einer schwierigen Situation herausgeholt und an einen guten Ort gebracht werden.

Die Idee vom Inneren Kind meint nicht, dass Sie ein reales

Kind in sich haben oder dass Sie multipel[18] sind. Vielmehr ist dies ein Bild oder ein Symbol für die Seite in Ihnen, die früher verletzt wurde und nicht bekommen hat, was sie dringend gebraucht hätte. Oft gibt es neben »Inneren Kindern« auch weitere »jüngere Ichs«[19] in anderen Lebensaltern, z. B. Teenager oder junge Erwachsene. Die Arbeit mit solchen inneren Anteilen bedeutet nicht, dass Sie hierdurch Ihre Lebensgeschichte nachträglich verändern oder Ihre Verletzungen ungeschehen machen könnten. Aber die Anteile Ihrer Persönlichkeit, die in Ihrem Erleben noch in der traumatischen Erfahrung feststecken, können aus der Traumasituation befreit und so entlastet werden. Auch können diese verletzten Anteile den Trost und Schutz erhalten, der Ihnen damals gefehlt hat. Das trägt dazu bei, das Trauma zu überwinden.

Es ist wesentlich, dass Sie sich selbst um Ihr Inneres Kind kümmern und dies nicht an Ihre Psychotherapeutin oder andere Menschen abgeben. Sie allein wissen am allerbesten, was »die Kleine« gebraucht hätte. Ich war manchmal überrascht, dass die Lösung einer Klientin ganz anders aussah, als ich erwartet hätte – und es war wichtig, dass die Klientin ihre eigenen Ideen umgesetzt hat. Auch entstünde zu viel Abhängigkeit von einer Psychotherapeutin, wenn diese Ihr Inneres Kind versorgen würde. Wenn Sie selbst diese Fürsorge übernehmen, verbessern Sie Ihre Fähigkeiten, liebevoll mit sich umzugehen. Auch haben Sie dann mehr Kontrolle über die Situation, was für viele traumatisierte Frauen sehr wichtig ist. Wenn es Ihnen noch schwerfallen sollte, Ihrem Inneren Kind Liebe und Zuwendung zu geben, dann kann es helfen, eine liebevolle *Innere Hilfsgestalt* herbeizubitten, die sich um das Innere Kind kümmert.

Ich rate Ihnen dazu, diese Übung *zunächst mit Begleitung Ihrer Psychotherapeutin* kennenzulernen und erst dann selbstständig anzuwenden, wenn Sie sicher genug damit umgehen können. Da die Arbeit mit dem Inneren Kind jedes Mal etwas anders verläuft, ist es schwierig, hierfür eine feste gleichbleibende Anleitung zu formulieren. Ich möchte daher an dieser Stelle eine beispielhafte Sitzung mit einer Klientin beschreiben. Um Sie als Leserin nicht »anzutriggern«, d. h. bei Ihnen keine Erinnerungsbilder auszulösen, habe ich eine Sitzung ausgewählt, in der es nicht um sexualisierte Gewalt ging, sondern um eine Mandeloperation im Kleinkindalter.

> Frau Ina T. (42 Jahre) kam wegen Partnerschaftsproblemen in die Psychotherapie. Ein weiteres Problem war ihre große Angst vor zahnärztlichen Behandlungen, weshalb sie seit Langem keine Vorsorgeuntersuchung mehr hatte machen lassen. Wegen Zahnschmerzen stand nun aber ein dringlicher Termin an. Sie konnte ihre Angst bereits mit einer Mandeloperation im dritten Lebensjahr in Verbindung bringen, die in lokaler Betäubung durchgeführt worden war. Auf meinen Vorschlag, hierzu eine Innere-Kind-Arbeit zu machen, konnte sie sich nach anfänglichen Vorbehalten einlassen.
>
> Sie stellte sich mit großem Abstand auf einer Leinwand die Situation in der Klinik vor und konnte aus der Perspektive der Beobachterin sehen, wie die kleine Ina von der Krankenschwester in den OP-Saal gebracht wurde. Das löste sofort große Angst bei ihr aus, sodass ich ihr vorschlug, den »Dornröschentrick« anzuwenden, den wir vorher besprochen hatten: mit einem Fingerschnipsen brachte sie die Situation zum Einfrieren, sodass alles erstarrt war, nur die kleine Ina blieb wach und lebendig. Weil damit die Gefahr erst einmal gebannt war, konnte Frau T. in Ruhe die Situation betrachten und wahrnehmen, wie es der kleinen Ina gerade ging. Sie war voller Angst und fühlte sich ausgeliefert. Am liebsten wäre sie aus der Situation verschwunden. Da es ein medizinisch notwendiger Eingriff war, entschied Frau T. sich, dass die kleine Ina die Situation bewältigen, dafür aber mehr Unterstützung bekommen sollte. Zudem sollte der Eingriff in Vollnarkose durchgeführt werden. In ihrer Vorstellung ging Frau T. dann in die Situation hinein, nahm die kleine Ina auf den Arm und tröstete sie. Sie erklärte ihr, warum sie operiert werden müsse, und besprach mit ihr, dass sie bei ihr bleibe, bis sie durch

die Narkose einschlafe, und auch bei ihr sein werde, wenn sie wieder aufwache. Frau T. wirkte dabei gar nicht mehr ängstlich, sondern sehr berührt. Sie stellte sich dann noch vor, wie die Kleine sich nach der Operation bei ihr einkuschelte. Nach dieser Arbeit war Frau T. immer noch sehr berührt und auch traurig, gleichzeitig aber voller Zuversicht, dass sie den Zahnarztbesuch bewältigen wird. Ich empfahl ihr, die kleine Ina vor diesem Termin an den inneren Wohlfühlort zu bringen, und regte an, dass die Erwachsene sich dem Zahnarztbesuch stellt. Diese »Arbeitsteilung« war sehr entlastend, und der Zahnarztbesuch gelang ohne größere Ängste.

Stressbewältigung und Notfallmanagement

Traumatisierte Menschen sind besonders stressanfällig und brauchen daher mehr Hilfen bei der Stressbewältigung. Das liegt mit daran, dass aufgrund der Traumaerfahrung die Grundanspannung höher ist als bei anderen Menschen. Wenn dann zusätzlicher Stress auftritt, z. B. ein unangenehmer Anruf, eine anstrengende Begegnung, Gewaltdarstellungen im Fernsehen, eine Autopanne usw., wird sehr viel schneller eine kritische Grenze erreicht. Wird diese Grenze überschritten, können Symptome wie Angstanfälle, Flashbacks, dissoziative Zustände, Essanfälle, Selbstverletzungsdruck, Reizbarkeit, Wutausbrüche usw. auftreten. Außerdem bleibt die Anspannung länger erhöht und sinkt sehr viel langsamer ab als bei Menschen, die nicht traumatisiert wurden.

Daher ist ein sogenannter *Notfallkoffer* wichtig. Dieser Koffer hilft dabei, den Stresspegel möglichst rasch und effektiv zu senken. Beginnen Sie mit den Stressbewältigungsstrategien aber nicht erst, wenn die Spannung schon sehr hoch ist und sich der kritischen Grenze nähert, sondern bereits dann, wenn Sie die ersten Vorzeichen bemerken.

Der Notfallkoffer kann ein echtes Behältnis sein wie eine Tasche, ein Beutel, ein Rucksack, ein Kistchen o. Ä., das hilfreiche Gegenstände und Merkzettel enthält. Er kann aber auch im übertragenen Sinn zu verstehen sein; manche sprechen dann eher von einer *Notfallliste,* womit deutlicher wird, dass es sich um eine Art Spickzettel handelt. Das Prinzip funktioniert auch ähnlich wie ein Spickzettel: Unter Stress arbeitet unser Gehirn nicht mehr so gut, da alle Konzentration darauf ausgerichtet ist, den Stress oder die Gefahr zu überstehen. Wir haben dann einen Tunnelblick und blenden alles andere aus. Hilfreiche Dinge stehen nicht mehr zur Verfügung, vergleichbar mit dem »Blackout« in einer Prüfung. In solch einer Situation kann ein Spickzettel helfen, den verlorenen Faden wiederzufinden und sich damit das Wissen wieder nahezuholen, das jetzt benötigt wird. Bereits die Vorbereitung eines Spickzettels ist schon eine gute Übung, weil man sich dafür genau überlegen muss, was wichtig ist. Und das Aufschreiben hilft dabei, das Geschriebene zu verinnerlichen.

Wenn Sie Ihre Notfallliste zusammengestellt haben, ist es enorm wichtig, diese auch anzuwenden, Erfahrungen damit zu machen und die Zusammenstellung immer wieder zu verbessern. Sie sollten sich die Liste irgendwo gut sichtbar aufhängen, sodass Ihr Blick darauf fällt; z. B. könnten im Telefon die Nummern von Vertrauenspersonen eingespeichert und entsprechend markiert sein. Es ist zudem sinnvoll, eine verkleinerte Variante im Taschenformat zu erstellen, die Sie in Ihrem Portemonnaie oder in Ihrer Brieftasche aufbewahren oder im Handy eingespeichert haben, sodass Sie auch unterwegs schnellen Zugriff darauf haben.

Neben der Liste können im Notfallkoffer Gegenstände enthalten sein, die Ihnen helfen, z. B. Muscheln, Steine, Murmeln, eine Karte von einer lieben Freundin oder einem Freund, Malstifte, Papier, ein angenehmes Duftöl, Notizzettel, hilfreiche Fotos, eine Peperoni, eine komplizierte Rechenaufgabe, ein Rätsel, z. B. ein Sudoku, ein Notfallmedikament wie z. B. Bachblüten-Notfall-Tropfen oder auch ein für diesen Notfall ärztlich verordnetes Mittel etc.

Auf die Notfallliste gehört alles, was Ihnen hilft, was Ihnen jemals geholfen hat und was Ihnen helfen könnte, diese jetzige Krisensituation zu überstehen. Bitte zuerst eintragen, was Sie für sich selbst tun können. Dann eintragen, was Sie mit der Hilfe anderer Menschen tun können. Zuletzt eintragen, wie Ihnen professionelle Helfer oder Helferinnen weiterhelfen können. Bitte nicht vergessen, auch die Telefonnummern aufzuschreiben.

Beispiel für einen Notfallkoffer:

ÜBUNG

Mein ganz persönlicher Notfallkoffer

Was ich für mich tun kann:

- Musik hören, tanzen, konkrete Lieder und Musik aufschreiben,
- Murmel oder Schutzstein in die Hand nehmen,
- schreiben, Wecker stellen, nach 20 Min. aufhören,
- einkaufen gehen (nicht mehr als 25 Euro mitnehmen),
- meine Katze streicheln,
- in meine Lieblingsdecke einkuscheln,
- spazieren gehen, meinen Baum aufsuchen,
- Baum-Übung, Tresor-Übung, innerer Wohlfühlort,
- nach meinem Inneren Kind schauen,
- leckeren Tee kochen,
- Füße massieren,
- Sport machen, Rückengymnastik machen,
- Gitarre spielen, singen, trommeln,
- Bildbände oder Bilderbücher anschauen,
- mein Freude-Tagebuch lesen,
- meditieren,
- mein verordnetes Bedarfsmedikament einnehmen.

Mit wem ich Kontakt aufnehmen kann:

- Freundin A., Tel: …,
- Partner oder Partnerin, Tel.: …,
- Freundin B., Tel.: …,

- Freund, Tel.: …,
- Schwester, Tel.: …,
- Kollegin, Tel.: …,
- Jemand aus meiner Selbsthilfegruppe, Tel.: …

Professionelle Hilfe:
- Psychotherapeutin anrufen, Tel.: …,
- Hausärztin anrufen, Tel.: …,
- Beratungsstelle anrufen, Tel.: …,
- Telefonseelsorge anrufen, Tel.: …,
- mit Psychiatrie Kontakt aufnehmen, Tel. …

Damit Sie noch weitere Anregungen bekommen, möchte ich einige Ideen aufzählen, die ich von meinen Klientinnen gehört habe[20]:

- *Sich mit etwas Konkretem beschäftigen,* z. B. Aufräumen, zu Veranstaltungen gehen, eine Freundin oder einen Freund besuchen, spazieren gehen, Sport machen, im Garten arbeiten, ein Haustier streicheln oder mit ihm spielen, Entspannungs-CD oder -App anhören, Gymnastik machen, heißes Bad nehmen, Kopf, Nacken, Waden oder Füße massieren, Atemübungen machen (siehe Seite 117).
- *Andere unterstützen*, z. B. für jemand anderen etwas tun, ihr/ihm etwas geben, eine Überraschung vorbereiten.
- *Den Körper auspowern,* z. B. mit Tanzen, Sport, Gymnastik, Ergometer/Cross-Trainer.
- *Sich selbst angenehme Gefühle bereiten*, z. B. mit schönen Romanen, Kinderbüchern, romantischen Filmen, schönen Bildbänden, Kuscheltier im Arm.
- *Auf die fünf Sinne konzentrieren*: Sich bewusst etwas anschauen, z. B. eine Blume, schöne Bilder, Fotos, Tierfilme. Sich bewusst etwas anhören, z. B. Musik, Laute in der Natur wie Vogelgezwitscher, selbst Töne machen, singen oder musizieren. Bewusst etwas riechen, z. B. Lieblingsparfüm, Duftöle, Kuchen backen und riechen, an Blüten schnuppern. Bewusst

schmecken, z. B. etwas Leckeres essen, Kräutertee, heiße Schokolade oder frisch gepressten Orangensaft trinken, eine Prise Zimt in den Kaffee geben, Pfefferminzbonbon lutschen.

- *Unangenehmes beiseiteschieben*, z. B. mit der Tresor-Übung, sich bewusst an etwas Angenehmes oder Schönes erinnern, eine Imaginationsübung machen, z. B. Baum-Übung, innerer Wohlfühlort.
- *Die Umgebung wechseln*, an einen anderen Ort oder in ein anderes Zimmer gehen.
- *Gebet oder Meditation*, wenn hierzu ein Zugang besteht. Um Kraft bitten, diese schweren Momente aushalten und durchstehen zu können.
- *Sich eine Auszeit nehmen*, z. B. 20 Minuten ins Bett kuscheln, im Schaukelstuhl lesen, eine Stunde am See oder im Park liegen.
- *Sich an Menschen erinnern oder über Menschen lesen*, die Schweres bewältigt haben und daran gewachsen sind. Sich an eigene Situationen oder Herausforderungen erinnern, die bewältigt worden sind.
- *Sich selbst ermutigen*, z. B. mit inneren Sätzen wie: »Ich werde es schaffen.« »Es wird vorübergehen.« »Ich tue das Beste, was ich kann.«

Feilen Sie Ihre eigene Liste noch weiter aus, um sie ganz auf Ihre individuellen Erfahrungen und Bedürfnisse auszurichten. Bevor Sie weiterlesen – fangen Sie doch gleich damit an!

Mit sich selbst und anderen zurechtkommen

Selbstwertgefühl und Selbstfürsorge

Menschen, die traumatisiert wurden, durchlaufen eine extreme Erschütterung ihres Selbsterlebens und ihres Selbstwertgefühls. Sie fragen sich häufig: »Was ist an mir verkehrt, dass mir so etwas passieren konnte?« Besonders diejenigen, die bereits in ihrer Kindheit Gewalt und Übergriffe erleben mussten, hatten meist wenig Gelegenheit, überhaupt ein angemessenes Selbstwertgefühl aufzubauen.

Daher sind die Themen Selbstwertgefühl und Selbstfürsorge in allen Therapiephasen überaus wichtig. Es geht darum, sich des eigenen Wertes bewusst zu werden, sich selbst annehmen und mögen zu lernen – auch die Narben an Körper und Seele annehmen zu können und sich ihnen liebevoll zuzuwenden. Letzteres ist besonders schwer, weil dies immer wieder mit den Folgen der erlebten Gewalt konfrontiert. Wenn es noch nicht gelingt, ist es oft schon ein großer Schritt, Körper und Seele keinen weiteren Schaden zuzufügen.

In der Psychotherapie ist es wichtig, dass Ihre Therapeutin Sie annimmt und Ihnen dabei hilft, sich selbst besser anzunehmen. Sie sollte gemeinsam mit Ihnen nach Ihren Stärken und Kompetenzen suchen und Ihnen helfen, diese zu erweitern. Im Folgenden finden Sie hierzu einige Anregungen.

ÜBUNG

Freude-Tagebuch

Legen Sie ein Tagebuch an, in das Sie alles hineinschreiben, womit es Ihnen gut geht oder gut ging: alle Dinge, die Ihnen Freude bereitet haben, schöne Begegnungen mit anderen Menschen, Tieren oder Pflanzen. Sie können auch aufschreiben, wenn andere Menschen Ihnen positive Rückmeldungen geben. Kleben Sie schöne Bilder mit hinein oder Grüße von lieben Freundinnen oder Freunden. Nehmen Sie sich dieses Buch vor, wann immer Sie Ermutigung oder Bestätigung für Ihr Selbstwertgefühl brauchen. Sie können sich statt eines Buches auch ein Schatzkästchen oder eine »Glücksschatulle« zulegen und diese dann mit schönen Gegenständen füllen. Natürlich können Sie ein solches Schatzkästchen auch digital in Ihrem Handy haben. Aber Gegenstände zu berühren und so mit allen Sinnen zu erfahren, ist oft ein wichtiger Anker, um den Körper mit einzubeziehen.

ÜBUNG

Erfolge würdigen

Erstellen Sie eine Liste von Erfolgserlebnissen. Das können große Erfolge sein, z.B. eine bestandene Prüfung. Oder auch die kleineren Erfolge des Alltags, z.B. ein schönes Essen gekocht oder einen Arbeitstag bewältigt zu haben, trotz der Ängste einkaufen gegangen zu sein oder jemanden angerufen zu haben, obwohl es Überwindung gekostet hat. Schreiben Sie diese Erfolgserlebnisse auf und tragen Sie die Liste bei sich, sodass Sie sie rasch hervorholen können, wenn Sie eine Ermutigung brauchen. Merken Sie sich zwei bis drei Ihrer »Lieblingserfolge« und denken Sie daran, wann immer Sie Selbstzweifel und Ängste bekommen.

Feiern Sie (mit anderen), wenn Ihnen etwas gelingt, das Ihnen schwergefallen ist oder Sie Mühe gekostet hat.

ÜBUNG

Inneres Lächeln

Setzen Sie sich so bequem wie möglich hin. Entspannen Sie Gesicht, Nacken und Schultern, indem Sie diese Bereiche zunächst anspannen und dann wieder lockerlassen. Und dann erinnern Sie sich daran, worüber Sie sich heute schon ein kleines bisschen gefreut haben. Vielleicht über ein Tier oder eine Pflanze, die Sie gesehen haben, einen angenehmen Duft, ein bestimmtes Bild, angenehme Geräusche oder Musik. Erinnern Sie sich an diesen Moment der Freude. Und wenn Sie daran denken, dann lassen Sie in Ihrem Gesicht ein ganz kleines Lächeln entstehen, das nur Ihnen selbst gehört. Wenn Sie mögen, dann nehmen Sie mit jedem Einatmen ein wenig von dieser Freude in sich auf. So viel, wie Ihnen jetzt guttut. Und wenn Sie mögen, dann lächeln Sie mit jedem Ausatmen ein bisschen sich selbst zu. So viel, wie jetzt für Sie stimmig ist.

Eigene Grenzen und Bedürfnisse

Menschen, deren Grenzen verletzt und deren Bedürfnisse missachtet wurden, haben es viel schwerer, eigene Bedürfnisse und Grenzen kennenzulernen und sich hierfür einzusetzen. Das führt später oft dazu, dass ein »gesunder Egoismus« fehlt und betroffene Frauen viel für andere Menschen, aber nur wenig für sich selbst sorgen. Sich abgrenzen und für sich sorgen zu lernen, sind daher zentrale Themen (nicht nur) in der Psychotherapie.

Planen Sie regelmäßig Zeit ein, um in sich hineinzuspüren, und schreiben Sie auf, was Sie dabei empfinden. Die folgenden Fragen können Ihnen dabei als Leitfaden dienen:

FRAGEN

Meine eigenen Bedürfnisse und Grenzen besser verstehen

- Was war mir heute zu viel? Woran habe ich das gemerkt? Was kann ich verändern, um meine Grenzen besser zu wahren?
- Was wünsche ich mir jetzt in diesem Moment? Was könnte ich tun, um mir dieses Bedürfnis zu erfüllen? Wenn das nicht gleich möglich sein sollte, was kann ich stattdessen für mich tun?

ÜBUNG

Liste mit angenehmen Aktivitäten

Erstellen Sie sich eine umfangreiche Liste mit angenehmen Aktivitäten. Das können besondere und aufwändigere Unternehmungen sein wie ein Zoobesuch, ein Konzert etc. oder alltäglichere Dinge wie einen Lieblingsjoghurt essen, in die Badewanne gehen, eine schöne CD hören, sich die Füße massieren, pfeifend durch die Wohnung tanzen, einen leckeren Tee trinken, schöne Bilder betrachten, Fußball spielen, Joggen, Erdbeeren essen usw. Was immer Ihnen angenehm ist und was immer Sie gerne tun, sollte auf diese Liste kommen. Schreiben Sie mindestens 50 Aktivitäten auf, auch wenn Sie dafür länger überlegen müssen. Und dann setzen Sie regelmäßig, mindestens zwei bis drei Mal pro Woche, etwas von dieser Liste in die Tat um. Tun Sie das auch dann, wenn Sie eigentlich keine Lust dazu haben! Beobachten Sie, wie sich dies auf Ihr Befinden auswirkt.

Gepäck ablegen

Diese Übung[21] kann Ihnen helfen, sich Pausen zu erlauben und sich von altem Ballast zu befreien, aber auch zu entscheiden, was davon Sie noch behalten möchten. Denn manchmal ist es ja so, dass wir auch Dinge, die uns belasten, noch nicht loslassen können. Selbst wenn wir allen Ballast noch weiter mit uns tragen (müssen), kann es guttun, das Gepäck wenigstens für eine Weile abzulegen, um sich hierdurch eine Pause zu verschaffen.

ÜBUNG

Gepäck ablegen

Einleitung der Übung wie auf Seite 74 beschrieben.

Wenn Sie so weit sind, dann stellen Sie sich vor, dass Sie sich auf einer Wanderung befinden und mit einigem Gepäck beladen sind. Auf dieser langen Wanderschaft steigen Sie immer weiter bergan, bis Sie zu einer Hochebene gelangen. Weil der Weg nun eben verläuft, können Sie ein bisschen verschnaufen.

Sie entdecken eine Lichtung, von der Sie sich angezogen fühlen. Dieser Ort ist in ein angenehmes, warmes Licht getaucht. Vielleicht ist er von Bäumen umgeben, vielleicht finden Sie eine Bank oder einen anderen Platz, an dem Sie sitzen und ausruhen können. Nun können Sie Ihr Gepäck ablegen und sich bequem hinsetzen. Sie lassen das angenehme Licht und die Schönheit des Ortes auf sich wirken und spüren, wie Sie sich leicht und wohlfühlen. Vielleicht spüren Sie auch die Sonne auf Ihrer Haut. Sie nehmen vielleicht das Singen der Vögel wahr. Riechen Sie den Duft der Bäume und der Blumen.

Und dann bemerken Sie, wie ein freundliches, helles Wesen zu Ihnen kommt und Sie freundlich begrüßt. Diese lichte Gestalt überreicht Ihnen ein Geschenk. Das Geschenk hilft Ihnen dabei, ein Problem zu lösen, das Sie zurzeit beschäftigt. Vielleicht ist es auch ein symbolisches Geschenk, das Sie im Moment noch nicht genau verstehen können. Wenn Sie möchten, bedanken Sie sich für dieses Geschenk.

Und dann spüren Sie, dass es Zeit ist, wieder aufzubrechen – in dem Wissen, dass Sie diesen Ort wieder aufsuchen können. Sie nehmen Ihr Gepäck zur Hand und überlegen, was Sie davon auf Ihrem Weg noch brauchen. Vielleicht gibt es Dinge, die Sie hierlassen möchten. Vielleicht packen Sie aber auch alles wieder ein. Und dann nehmen Sie das

Gepäck, das Sie jetzt noch brauchen, wieder auf und setzen damit Ihre Wanderung fort.

Dann kehren Sie, ganz in Ihrem Tempo, allmählich zurück in diesen Raum, auf Ihren Platz. Sie nehmen den Boden unter Ihren Füßen oder Ihre Unterlage wieder wahr. Recken. Strecken. Räkeln. Gähnen. Die Augen öffnen und sich wieder im Raum orientieren.

Sich auseinandersetzen lernen

Traumatisierte Frauen haben oft Angst vor Streit und Auseinandersetzungen, weil sie beides meist in Verbindung mit Gewalt erlebt haben. Sie stellen dann eigene Bedürfnisse zurück, um die Harmonie aufrechtzuerhalten. Doch wer immer nur zurücksteckt, kommt erheblich zu kurz. Außerdem ist es für andere oft gar nicht einschätzbar, welche Bedürfnisse und Grenzen bestehen, wenn darüber nicht gesprochen wird. Es können nur dann Kompromisse ausgehandelt werden, wenn beide Seiten offen ihre Wünsche benennen.

Üben Sie also, sich mit anderen Menschen auseinanderzusetzen. Nehmen Sie sich für das Üben konkrete Situationen vor, an denen Sie etwas verändern wollen. Und beginnen Sie mit Menschen, von denen Sie Verständnis erwarten. Sie können den anderen auch erklären, dass Sie gerade ein Übungsprogramm absolvieren. Wahrscheinlich kommen dann einfühlsamere Reaktionen, als wenn Sie plötzlich und unerwartet Ihr Verhalten völlig verändern. Bitten Sie diese Menschen um Unterstützung während Ihrer Übungsphase, sodass es Ihnen leichter fällt. Wenn Sie genug Erfahrung im vertrauten Kreis gewonnen haben, können Sie den Radius öffnen und sich auch mit Menschen auseinandersetzen, die Ihnen weniger vertraut sind.

Noch eine Anmerkung: Auch wenn Sie Ihr Bedürfnis voll und ganz berechtigt finden, auch wenn Sie sich endlich getraut haben, es auszusprechen und Unterstützung einzufordern – es gibt keinen Anspruch und keine Garantie auf Erfüllung Ihrer Bedürfnisse. Das kann vorübergehend frustrierend sein. Lassen

Sie sich davon nicht entmutigen. Es geht auch darum, mit Enttäuschung und Frustration umgehen zu lernen. Menschen, die ihre Bedürfnisse lange Zeit zurückstellen mussten, haben manchmal einen (unbewussten) Wunsch nach Wiedergutmachung und können es dann bisweilen schwer aushalten, wenn Wünsche nicht sofort erfüllt werden (können). Vielleicht lässt sich hier ein Kompromiss aushandeln.

Die Beziehung zum eigenen Körper verbessern

Da in der Regel der Körper der Ort einer Traumatisierung war, ist die Beziehung zum eigenen Körper meist belastet. Im Heilungsprozess geht es dann auch darum, den Körper annehmen zu lernen und besser für ihn zu sorgen.

Dazu gehören einerseits grundlegende Dinge wie Körperpflege, notwendige medizinische Untersuchungen oder Behandlungen, ausreichend Schlaf, ausgewogene und gesunde Ernährung sowie regelmäßige körperliche Bewegung. Andererseits geht es neben diesem »Pflichtprogramm« auch um die Wohlfühlaspekte, d.h. darum, dem Körper Gutes zukommen zu lassen.

Den Körper zu mögen, kann zu viel verlangt sein. Aber vielleicht gibt es neutrale Körperbereiche, denen Sie sich zuwenden können, z.B. die linke Ferse, das rechte Ohrläppchen, ein Ellenbogen oder was immer für Sie passend und ein guter Einstieg ist.

ÜBUNG

Sich dem Körper zuwenden

Beginnen Sie mit der Zuwendung an einem neutralen Körperteil, indem Sie ihn achtsam berühren und genau hinspüren, wie sich das anfühlt. Sie können diesen Körperteil auch behutsam eincremen. Was nehmen Ihre Finger wahr? Was nehmen Sie mit dem Körperteil wahr, den Sie gerade berühren? Verweilen Sie so lange, wie es Ihnen angenehm erscheint. Wenden Sie sich beim nächsten Mal einer anderen Körperstelle zu.

Sich dem Körper zuzuwenden ist auch mithilfe von Achtsamkeitsübungen möglich, bei denen Sie Ihren Körper aufmerksam wahrnehmen, ohne ihn zu bewerten. Achtsamkeitsübungen kommen aus der buddhistischen Tradition; die folgende Übung ist an Vorschläge von Luise Reddemann[22] angelehnt.

ÜBUNG

Körper-Achtsamkeitsübung

Nehmen Sie eine bequeme Körperhaltung ein. Achten Sie darauf, mit welchen Teilen des Körpers Sie Kontakt zum Boden haben und wie sich das anfühlt. Nehmen Sie nun wahr, wie Sie atmen, wie Ihr Brustkorb sich hebt und senkt – und wie auch die Bauchdecke sich hebt und senkt. Wenn Sie möchten, dann können Sie mit Ihrer Aufmerksamkeit nun durch den Körper gehen. Nehmen Sie wahr, wie sich Ihr Scheitel anfühlt – eher warm oder kühl, eher gelöst oder eher angespannt? Nehmen Sie dann Ihren Hinterkopf wahr – Ihre Stirn – Ihre Ohren – Ihre Augen – Ihre Wangen – Ihre Nase – Ihren Mund. Wenden Sie sich dann achtsam Ihrem Hals und Ihrem Nacken zu. Was nehmen Sie dort wahr? Lenken Sie Ihre Aufmerksamkeit nun zu Ihren Schultern – Ihren Oberarmen – Ihren Unterarmen – Ihren Händen. Wie fühlen sich diese Körperbereiche an? Dann wandern Sie mit Ihrer Wahrnehmung zu Ihrem Brustkorb – Ihrem Bauch – Ihrem Becken. Nun nehmen Sie achtsam wahr, wie sich Ihre Beine anfühlen – und Ihre Füße. Spüren Sie achtsam Ihren Kontakt zum Boden und wie sich das anfühlt.
Vielleicht mögen Sie sich für einen kurzen Moment vorstellen, dass Ihr Körper ein Wunder ist, dass alle Organe und alle Zellen zusammenarbeiten, damit Ihr Körper funktionieren und leben kann. Wenn es für Sie stimmig ist, können Sie sich bei Ihrem Körper dafür bedanken.
Dann kehren Sie, ganz in Ihrem Tempo, allmählich zurück in diesen Raum, auf Ihren Platz. Sie nehmen den Boden unter Ihren Füßen oder Ihre Unterlage wieder wahr. Recken. Strecken. Räkeln. Gähnen. Die Augen öffnen und sich wieder im Raum orientieren.

Aber auch ganz alltägliche Dinge können Sie gezielt einsetzen:

ÜBUNG

Gähnen, seufzen, schnauben

Gähnen Sie regelmäßig herzhaft; das entspannt Nacken, Rachen und Gaumen. Wenn Sie nicht auf Anhieb gähnen können, dann atmen Sie tief ein, öffnen Sie weit den Mund und machen Sie Gähngeräusche – das hat fast den gleichen Effekt. Seufzen Sie beim Ausatmen laut genug, dass Sie es hören können. Das weitet die Lunge und hilft dabei, Ballast loszulassen. Schnauben Sie beim Ausatmen wie ein Pferd. Das hilft, Verspannungen zu lösen, und macht Spaß.

Traumabearbeitung – dem Schrecken begegnen

Nach ausreichender Stabilisierung kann es sinnvoll und möglich sein, die Traumatisierungen in der Therapie zu bearbeiten und hierdurch zu integrieren. Dafür stehen verschiedene Ansätze zur Verfügung. Es gibt viele Verfahren, bei denen die Gewalterfahrung detailliert betrachtet und die bisher abgespaltenen Erinnerungen, Gefühle, Gedanken, Körper- und Sinneswahrnehmungen nacherlebt und hierdurch wieder zusammengesetzt werden (Traumaexposition). Das kann durchaus belastend sein und zu starken Reaktionen führen. Damit dies gelingt und es nicht zu einer erneuten Krise oder gar Retraumatisierung kommt, sollten die folgenden Voraussetzungen erfüllt sein: stabile Lebensumstände mit tragfähigen sozialen Kontakten und äußerer Sicherheit, stabile Wohnverhältnisse, ausreichende finanzielle Absicherung, verlässliche Fähigkeiten, sich selbst Trost zu geben und für sich zu sorgen sowie eigene Gefühle aushalten und steuern zu können. Als Begleitung sollte eine gut ausgebildete Traumatherapeutin zur Verfügung stehen, zu der ein vertrauensvolles und tragfähiges Arbeitsbündnis besteht.

Keineswegs durchgeführt werden sollte eine Traumaexposition unter folgenden Umständen: Erkrankung an einer akuten Psychose, (akute) Suizidalität, bedrohliche oder akut behandlungsbedürftige körperliche Erkrankung, unsichere Lebensumstände, Täterkontakt, Überforderung mit starken Gefühlen, ausgeprägte selbstschädigende Verhaltensweisen, unkontrollierbare Dissoziationen, fehlende Fähigkeit, Abstand zu Traumaerinnerungen herzustellen.

Ich möchte mich in der Frage, wann eine klassische Exposition sinnvoll ist, Luise Reddemann[23] darin anschließen, dass eine solche Traumadurcharbeitung nicht allein der Durcharbeitung und Vollständigkeit halber durchgeführt werden sollte, sondern dann, wenn sie dazu beiträgt, ein übergeordnetes Lebensziel zu erreichen, z. B. eine erfülltere Sexualität leben zu können.

Für die Entscheidung zu einer Exposition, also einer nochmaligen Konfrontation mit der Traumaerfahrung, ist auch wesentlich, ob es sich um ein einmaliges Ereignis gehandelt hat oder ob Gewalt häufiger, länger anhaltend oder bereits in der Kindheit oder Jugendzeit zugefügt wurde. Es ist nachvollziehbar, dass eine Exposition nach einer einmaligen Traumatisierung schneller möglich ist. Meist reichen dann eine kurze Stabilisierungsphase und einige Sitzungen mit gezielter Exposition hierfür aus. Nicht selten tauchen hinter diesem einmaligen Trauma allerdings Erinnerungen an weitere Gewalterfahrungen auf, die bisher nicht bewusst waren. Dann ist meist erneute Stabilisierungsarbeit erforderlich.

Bei komplexen Traumatisierungen wurden das Leben und die Persönlichkeit meist derartig stark durch die erlittene Gewalt geprägt, dass der Schwerpunkt der Psychotherapie über längere Zeit auf Stabilisierung liegt. Wenn es dann zur Expositionsphase kommen sollte, muss nicht jedes einzelne Trauma auch einzeln durchgearbeitet werden. Einander ähnelnde Situationen werden bei einer Exposition quasi mit erfasst.

In der Traumatherapie wurden für die Expositionsphase verschiedene Techniken entwickelt, die das Durcharbeiten des Erlebten ermöglichen, sodass das Erinnern mit den zugehörigen Körperempfindungen, Gedanken und Gefühlen auf kontrollierte Weise erfolgen kann. Hierzu gehören z. B. EMDR,

Screen-Methode, Beobachter-Technik und inzwischen viele weitere Methoden.

Im Folgenden möchte ich einige ausgewählte Expositionstechniken kurz beschreiben, hierbei aber deutlich darauf hinweisen, dass diese Methoden *immer nur innerhalb einer Psychotherapie* (und nicht im »Selbstversuch«) eingesetzt werden dürfen, damit es nicht zu Retraumatisierungen und/oder Krisen kommt.

Mit der *Bildschirm-Technik* (oder auch Screen-Technik) ist es möglich, Bilder aus einer gewissen Distanz wie einen alten Film zu betrachten, was die Belastung verringert. Es wird darauf geachtet, dass die Klientin nicht in den Film »hineinrutscht«. Die begleitenden Erinnerungen, Gefühle, Gedanken und Körperreaktionen werden bewusst wahrgenommen und dabei »portionsweise« verarbeitet. Am Ende des Traumafilms wird eine Situation eingeblendet, in der die Sicherheit wiederhergestellt war. Sollten nach einem Durchgang noch Reste der Belastung vorhanden sein, kann ein weiterer Durchgang erfolgen, bis die Belastung deutlich nachgelassen hat.

Die sehr schonende *Beobachter-Technik* wurde von Luise Reddemann[24] entwickelt und beruht darauf, dass das Traumageschehen von einer Inneren Beobachter*in wahrgenommen und bezeugt wird. Erlebende Anteile, z. B. die traumatisierten »inneren Kinder«, werden zuvor an den »inneren sicheren Ort« gebracht und müssen an der Konfrontation nicht teilnehmen. Während der gesamten Exposition bleibt der Abstand zum Geschehen erhalten, indem Gefühle, Bilder, Gedanken und Körperempfindungen konsequent aus der beobachtenden Rolle heraus wahrgenommen werden. Hierdurch ist die Belastung deutlich geringer.

Die *EMDR-Methode** wurde von Francine Shapiro[25] in den USA entwickelt und ist in Deutschland inzwischen von den

* Die Abkürzung steht für »*Eye Movement Desensitization and Reprocessing*«: mithilfe von Augenbewegungen *(Eye Movement)* werden eine Gewöhnung, d. h. eine verminderte Reaktion *(Desensitization)* und eine Verarbeitung im Gehirn *(Reprocessing)* bewirkt.

Krankenkassen anerkannt. Durch abwechselnde Rechts-links-Reize werden traumaverarbeitende Prozesse im Gehirn in Gang gesetzt, z. B. durch Augenbewegungen oder andere Reize wie abwechselndes Klopfen auf die Knie oder die Oberarme. Die Traumaerinnerungen werden auf allen Ebenen wachgerufen und dann durch diese Rechts-links-Reize durchgearbeitet und integriert. Dabei kann es emotional und körperlich zu starken Reaktionen kommen, daher sollte diese Behandlung nur von sehr erfahrenen und traumatherapeutisch gut ausgebildeten Therapeutinnen durchgeführt werden.

Viele Frauen mit komplexen Traumatisierungen sind nicht stabil genug, um eine solche klassische Exposition gut für sich nutzen zu können. Gleichzeitig würden sie von jahrelanger weiterer Stabilisierung aber nicht mehr zusätzlich profitieren. Für diese durchaus große Zahl an Betroffenen wurden weitere Ansätze entwickelt, die zwar Tuchfühlung mit den Traumaerfahrungen aufnehmen, aber nicht in das Nacherleben hineinführen. Stattdessen wird das Belastende »entgiftet« und durch neue Erfahrungen von Selbstwirksamkeit und Handlungsfähigkeit quasi »überschrieben«. Hierdurch kommt es ebenfalls zur Traumaintegration, allerdings mit deutlich weniger Risiken und Belastung. Aus diesem Bereich möchte ich beispielhaft die TRIMB-Methode und die Arbeit mit inneren Anteilen kurz vorstellen.

Bei der von Ingrid Olbricht begründeten und von mir[26] weiterentwickelten *TRIMB-Methode** wird eine Kombination aus Imagination, Atmung und Rechts-links-Kopfbewegung genutzt, um traumatische Erfahrungen oder ungute Verstrickungen in Beziehungen zu lösen. Die belastende Szene wird zunächst als Standbild auf eine Leinwand projiziert, die hierdurch ausgelösten Gefühle werden Schritt für Schritt erarbeitet und als Gefühlsverbindung visualisiert, z. B. als Rohr, Kabel, Pflanzenstrang, Faden, Draht, Schlauch o. Ä. Die Verbindung

* Die Abkürzung TRIMB steht für Trauma Recapitulation with Imagination Motion and Breath und bedeutet frei übersetzt: Traumaaufarbeitung mit Bildern, Bewegung und Atem, siehe auch www.trimb.de.

wird dann mithilfe der inneren Vorstellung durchtrennt, aufgelöst oder verwandelt. Hierbei ist die Klientin in einer sehr aktiven Rolle und kann den Vorgang kreativ oder auch magisch ausgestalten. Diese Art der Selbstwirksamkeit wirkt direkt der traumatischen Ohmacht entgegen und setzt oft zusätzliche Ressourcen frei. Nach der Imagination wird eine zuvor eingeübte Kombination aus Atemtechnik und Kopfbewegung durchgeführt und hierdurch der Körper in die Entlastungserfahrung miteinbezogen.

Zur Arbeit mit sogenanten *inneren Anteilen* (*Ego States*) gibt es zahlreiche verschiedene Ansätze – ich beziehe mich hier auf die Methoden, in denen nicht mit den Traumaerinnerungen konfrontiert wird, sondern die »jüngeren Ichs« gerettet oder versorgt werden. Denn viele Symptome entstehen dadurch, dass verletzte/traumatisierte innere Anteile noch in der Vergangenheit und im Trauma feststecken und nicht verstanden haben, dass diese Situation inzwischen vorbei ist. Diese Anteile mittels Imagination aus der traumatischen Situation herauszuretten und gut zu versorgen, kann daher große Entlastung bedeuten. Bei diesem Ansatz wird das alte traumatische Geschehen nicht noch einmal betrachtet und »durchgearbeitet«, sondern die alte Erfahrung wird wie mit einem neuen Drehbuch umgeschrieben und so Abstand zur Vergangenheit hergestellt. Nicht selten sind danach viele Symptome deutlich verringert.

Mit den letzten beiden Abschnitten wollte ich erläutern, dass es für Traumaheilung nicht unbedingt erforderlich ist, die Traumaerfahrungen detailliert aufzurufen, sondern dass wir heute über viele Methoden verfügen, die deutlich behutsamer sind und daher mit weniger Belastung einhergehen. Aus meiner Sicht sind diese behutsameren Vorgehensweisen den stärker konfrontierenden vorzuziehen, um ohnehin stark betroffene Menschen nicht noch zusätzlich zu belasten.

Zum Abschluss möchte ich anhand eines Fallbeispiels verdeutlichen, was sich durch eine Traumabearbeitung verändern kann:

Frau K. (33 Jahre) hatte sich durch die bisherige Psychotherapie bereits deutlich stabilisiert und nahm im Alltag kaum noch Symptome wahr. In intimen Situationen mit ihrem Partner wurde sie jedoch weiterhin von Erinnerungsbildern überflutet, sodass sie keine erfüllte Sexualität leben konnte. Da sie hierauf nicht verzichten wollte, entschloss sie sich zu einer Traumabearbeitung, was von mir als Psychotherapeutin unterstützt wurde. In mehreren Expositionssitzungen bearbeitete sie dann mithilfe der Beobachterinnen-Technik sexuelle Übergriffe durch ihren Vater, bei denen sie fünf bis sechs Jahre alt gewesen war. Phasenweise kam es hierdurch wieder zu Ängsten im Alltag, die sich jedoch vollständig zurückbildeten. Während der Bearbeitungsphase verzichtete das Paar auf Sexualität, um Frau K. zu entlasten. Es gab andere liebevolle Körperkontakte wie Kuscheln und Massagen. Nach den jeweiligen Sitzungen ließ sich Frau K. von ihrem Partner verwöhnen. Der Partner war in ihren Heilungsprozess miteinbezogen, was die Partnerschaft reifen und wachsen ließ. Nach dieser Traumadurcharbeitung konnte Frau K. ihre Sexualität immer lustvoller leben und genießen.

Was Ihnen nach einer Traumaexposition guttun könnte

Traumaexpositionen sind anstrengend und belastend, auch wenn erleichternde Techniken eingesetzt werden. Daher sollten Sie vor und nach einer Traumaexposition gut für sich sorgen. Die folgenden Empfehlungen beziehen sich besonders auf die direkte und detaillierte Arbeit an den Traumaerfahrungen. Aber auch nach weniger belastender Arbeit z. B. mit TRIMB oder inneren Anteilen können sie in Teilen hilfreich und sinnvoll sein.

Viele Expositionsmethoden beziehen mit ein, dass am Ende einer Durcharbeitung in der Therapiestunde das Innere Kind mit Zuwendung versorgt und getröstet wird. Sie sollten das für sich selbst fortsetzen, wenn Sie wieder zu Hause sind. Informieren Sie wenigstens einen der Ihnen nahestehenden Menschen vorher über die Expositionssitzung und verabreden Sie, sich hinterher von diesem Menschen umsorgen zu lassen. Besprechen Sie bereits vorher, was Ihnen dann guttun könnte, damit Ihr Gegenüber Sie daran erinnern kann, z. B. bekocht werden, eine Fußmassage bekommen, davon erzählen, sich ablenken lassen, einen Film anschauen, Musik hören, sich ausweinen, länger im Arm gehalten werden etc.

Wenn es Ihnen wichtig ist, über das Erlebte und die Exposition zu sprechen, dann begrenzen Sie dies, damit Sie nicht zu tief in alte Filme hineinrutschen, und schließen Sie das Gespräch mit etwas ab, das Sie im Hier und Jetzt verankert, z. B. Essen zubereiten, den Körper ausstreichen und alles Belastende durch das Fenster nach draußen schicken, den Boden unter den Füßen achtsam wahrnehmen etc.

Belohnen Sie sich für das schwere Stück Arbeit, das Sie mit der Exposition bewältigt haben. Sie können sich etwas Schönes kaufen, auf das Sie sich schon länger freuen, einen schönen Blumenstrauß in Ihre Wohnung stellen, eine kulturelle Veranstaltung besuchen – was immer Ihnen Freude macht und etwas nicht Alltägliches für Sie ist.

Gönnen Sie sich nach einer Exposition auch eine Pause und machen Sie nicht in der nächsten Therapiestunde gleich die nächste Traumadurcharbeitung. Oft ist nach einer Exposition auch wieder eine Phase der Stabilisierung sinnvoll und erforderlich.

Integration – vom Überleben zum Leben

In dieser Phase geht es darum, das Erlebte anzunehmen und in die eigene Lebensgeschichte zu integrieren. Meist kommen dann auch intensive Gefühle der Trauer um Verlorenes oder Ungelebtes auf. Es wird möglich, sich selbst Mitgefühl entgegenzubringen, sich selbst Trost zu geben oder Trost durch andere Menschen anzunehmen. Hierdurch kommt oft ein intensiver Trauerprozess in Gang, der ein Loslassen ermöglicht. Alte Muster und die Opferrolle können mehr und mehr verlassen, das Trauma kann der Vergangenheit zugeordnet werden. Häufig wird ein Haltungswechsel möglich: *»Es ist, was es ist – und es ist vorbei. Es bestimmt nicht mehr mein Leben.«*

Im Trauerprozess kann es helfen, Trauerrituale durchzuführen, z. B. Briefe zu schreiben an Menschen, mit denen noch etwas zu klären wäre. Es geht nicht darum, diese Briefe auch abzuschicken, sondern vor allem darum, dem eigenen Erleben Worte zu verleihen. Es ist sogar möglich, sich selbst die Antwortbriefe zu schreiben, die für die eigene Heilung wichtig sind und die vom Gegenüber wahrscheinlich niemals geschrieben werden (könnten). Es ist bisweilen hilfreich, etwas zu »beerdigen«, um sich zu verabschieden, z. B. indem ein Symbol oder ein Brief in der Erde begraben wird.

Oft geht es in dieser Phase erneut um Schuldgefühle, die nun auf einer neuen Ebene bearbeitet werden können. Es kann Frieden mit sich selbst geschlossen werden.

Auch tauchen häufig Sinnfragen auf. Antworten hierauf können, wenn überhaupt, sicherlich nur individuell gefunden werden. Für viele Betroffene wird Spiritualität (wieder) wichtig, um nach Antworten zu suchen. Und manchmal wird es möglich, das Erlebte in einen neuen Zusammenhang zu bringen.

Meist können neue (Lebens-)Perspektiven entwickelt werden. Es entsteht eine neue innere Freiheit, eine Neugier auf das Leben und eine neue Zuversicht. Der Begriff *»posttraumatic growth«*[27] (posttraumatisches Wachstum) meint, dass durch die Bewältigung der traumatischen Erfahrung neue Ressourcen und Fähigkeiten entwickelt werden. Hierzu gehören z. B. Kreativität, Mitgefühl mit sich selbst und anderen, Wertschätzung sich selbst und dem Leben gegenüber, größeres Wissen über die eigenen Stärken und Fähigkeiten. Meist entstehen mehr Tiefe, mehr Reife und Weisheit, die das Leben bereichern. Dieses Wachstum lässt sich allerdings nicht erzwingen, sondern ist ein

Nebeneffekt der (erzwungenen) intensiven Auseinandersetzung mit sich selbst und existenziellen Erfahrungen.[28]

Ein äußerst heikles Thema ist die Versöhnung mit Tätern. Für manche Menschen ist dies durchaus ein wichtiger Schritt. Das sollte jedoch keinesfalls verallgemeinert und schon gar nicht gefordert werden. Für viele Betroffene von sexualisierter Gewalt (insbesondere von in der Kindheit erlebten Übergriffen) bleibt das ihnen zugefügte Leid ein unverzeihliches Verbrechen – hieran sollte von therapeutischer Seite auch nicht gerüttelt werden. Gleichzeitig halten intensive Rachewünsche die Bindung an den Täter aufrecht. Ein innerer Haltungswechsel kann helfen: *»Die beste Rache an den Tätern ist ein gutes Leben.«* Das bedeutet, die Aufmerksamkeit nicht mehr auf den Täter zu richten und von seiner Reaktion nicht (mehr) den eigenen Heilungsprozess abhängig zu machen. Die eigene Kraft kann dann dazu verwendet werden, sich selbst annehmen zu lernen und darüber mit sich selbst in Frieden zu kommen.

Sinn und Zweck von Psychotherapie – und ihre Grenzen

Psychotherapie kann hilfreich sein, wenn eine betroffene Frau unter Symptomen leidet, an ihrer Situation etwas verändern möchte und damit allein nicht weiterkommt. Nicht jede traumatisierte Frau »braucht« eine psychotherapeutische Begleitung. Vielen gelingt es selbstständig und auf kreative Weise, ihr Leben trotz der Traumatisierung sehr gut zu gestalten.

Vielen Frauen ist es wichtig, ihr Schweigen und ihre Isolation zu überwinden und mit anderen Menschen über das Erlebte zu sprechen. Dies kann allerdings für die betroffene Frau selbst und das Umfeld belastend sein. Eine Psychotherapie kann hierfür einen geschützten und strukturierten Rahmen bieten. Die Psychotherapeutin wird zur Zeugin des Berichts, sie achtet selbst auf ihre Grenzen und muss von der betroffenen Frau nicht geschont werden. Psychotherapie kann also dazu beitragen, Freundschaften und Beziehungen zu entlasten.

Psychotherapie kann betroffenen Frauen helfen, sich selbst besser zu verstehen und mehr Selbstwertgefühl aufzubauen. Eigene Symptome können leichter eingeordnet und konstruktive(re) Umgangsweisen damit entwickelt werden. Die Wahrnehmung eigener Grenzen, Bedürfnisse und Gefühle wird verbessert, die Konfliktfähigkeit kann ausgebaut werden.

Eine Psychotherapie ist effektiver, wenn gemeinsam Therapieziele vereinbart werden und ab und zu überprüft wird, ob sie erreicht wurden. Die Ziele können sich im Verlauf eines Prozesses verändern und sollten dann neu festgelegt werden.

Psychotherapie kann und soll kein Ersatz für soziale Beziehungen sein. Sie dient vielmehr dazu, das Leben wieder selbstständig zu bewältigen. Sie ist eine Hilfe zur Selbsthilfe, und die Aufgabe der Psychotherapeutin besteht auch darin, ihre Unterstützung allmählich überflüssig zu machen. Am Ende der Psychotherapie steht die Abschiedsphase, in der die Therapie ausgewertet und die Loslösung von der Therapeutin vorbereitet wird. Am Ende dieses intensiven gemeinsamen Weges kommen oft traurige Gefühle auf, die auch Raum bekommen sollten.

Neben dem Nutzen gibt es auch Grenzen der Psychotherapie – Situationen, in denen sie nicht weiterhilft oder (noch) nicht fruchten kann. So muss bei der betroffenen Frau die Bereitschaft bestehen, an der eigenen Situation tatsächlich etwas zu verändern. Eine Psychotherapeutin kann Anregungen und Begleitung anbieten, Schritte der Veränderung kann aber nur die Klientin selbst gehen.

Es gibt äußere Situationen, die eine Veränderung erschweren oder unmöglich machen. Besteht z. B. eine gewalttätige Partnerschaft, die die betroffene Frau auf keinen Fall aufgeben will, dann kommt es in der Therapie meist zum Stillstand. Wenn eine Frau sich weiterentwickeln will, dies aber vom Partner mit Gewalt verhindert wird, gerät sie in einen schwierigen Konflikt und muss sich womöglich zwischen der Partnerschaft und ihrem eigenen Heilungsprozess entscheiden. Ähnlich verhält es sich bei einem noch bestehenden Kontakt zu (früheren) Tätern. Durch die Begegnungen wird die alte Wunde immer wieder aufgerissen und kann daher nicht heilen.

Auch ein laufender Rentenantrag aufgrund länger bestehender Arbeitsunfähigkeit kann ein Hindernis für Veränderung sein. Für eine Berentung muss die betroffene Frau nachweisen, dass es ihr so schlecht geht, dass sie dauerhaft nicht mehr arbeiten kann. Wenn sie dann durch Psychotherapie wesentliche Verbesserungen erreicht, könnte die Bewilligung einer Rente in Gefahr geraten. Das ist für Betroffene ein großes Dilemma: Sie sehnen sich einerseits nach Besserung und dürfen andererseits keine Besserung zeigen. Manchmal hilft Psychotherapie erst dann weiter, wenn über einen solchen Antrag in die eine oder andere Richtung entschieden wurde.

Ein laufendes Gerichtsverfahren gegen einen Täter kann Psychotherapie ebenfalls erschweren. Vor Gericht muss die betroffene Frau sich an den Hergang möglichst genau erinnern können. Durch die Arbeit mit Imaginationsübungen wird möglicherweise die Erinnerung an das Erlebte verändert. Das ist aus psychotherapeutischer Sicht durchaus wünschenswert, weil hierdurch der Leidensdruck geringer wird. Aus juristischer Sicht ist die Aussage der Frau dann allerdings nur bedingt verwertbar. Das kann zugunsten des Beklagten ausgelegt werden.

Wenn Menschen sich selbst oder andere in Gefahr bringen, z. B. bei akuter Suizidalität oder einer akuten Psychose, ist zunächst eine stationäre Behandlung in einer psychiatrischen Klinik erforderlich. Eventuell ist danach eine behutsame stabilisierende Psychotherapie sinnvoll. Die Psychotherapeutin sollte jedoch genug Kenntnisse über die Arbeit mit psychiatrieerfahrenen Frauen haben. Bisweilen sind weitere Psychiatrieaufenthalte zur Krisenintervention notwendig.

Wenn eine Suchterkrankung Fortschritte in der Therapie verhindert, sollte zunächst eine Entwöhnungsbehandlung durchgeführt werden, erst danach ist eine ambulante Psychotherapie sinnvoll. Es versteht sich von selbst, dass auch bedrohliche organische Erkrankungen wie z. B. Krebs zunächst medizinisch behandelt werden müssen. Hier hat eine Psychotherapie dann meist die Funktion, die Krankheitsbewältigung zu erleichtern. Auch bei Essstörungen bedrohlichen Ausmaßes wie z. B. bei lebensgefährlichem Untergewicht steht die medizinische Behandlung im Vordergrund, um das Leben der Betroffenen zu retten.

Neben den äußeren Hindernissen gibt es auch innere Hindernisse, die es einer Frau schwer machen können, psychotherapeutische Hilfe zu nutzen. Viele Frauen haben Angst, als verrückt abgestempelt zu werden. Trotz aller Aufklärung ist es immer noch leichter, sich bei einer körperlichen Erkrankung Hilfe zu holen als bei einer seelischen. Manche Frauen erleben es als ein Eingeständnis von Schwäche, sich in Psychotherapie zu begeben. Das ließe sich durchaus umdeuten: Gerade wenn es so schwerfällt, sich Hilfe zu holen, ist es ein umso mutigerer Schritt, es zu tun. Andere Frauen wiederum meinen, dass ihnen sowieso nicht geholfen werden könne. Manche denken auch, dass sie es nicht wert seien, Hilfe und Begleitung zu erfahren. Andere Frauen befürchten, dass sie in der Therapie alle Traumatisierungen immer wieder genauestens berichten müssten. Hier ist Aufklärung durch die Traumatherapeutin besonders wichtig, um Ängste abzubauen.

Ein besonders schwieriges Kapitel sind sexuelle Übergriffe sowie finanzieller oder emotionaler Missbrauch durch Psychotherapeuten, seltener auch durch Psychotherapeutinnen. Durch derartige Grenzverletzungen wird das Trauma wiederholt und das Vertrauen in die Unterstützung durch andere Menschen noch weiter zerstört. Die Ausnutzung einer therapeutischen Beziehung zur eigenen Bedürfnisbefriedigung eines Therapeuten ist hochgradig verwerflich und kann betroffenen Frauen sehr viel Schaden zufügen. Jeder sexuelle Kontakt zu einer Klientin seitens des Psychotherapeuten ist ein sexueller Machtmissbrauch, auch wenn hierfür keine Gewalt angewendet wird.

Selbst nach Abschluss einer Psychotherapie sollten keine sexuelle und keine private Beziehung aufgenommen werden. Emotionaler Missbrauch kann ebenfalls vorliegen, wenn Sie sich in den Sitzungen die Probleme Ihres Therapeuten anhören, statt über Ihre eigenen Themen zu sprechen. Ein finanzieller Missbrauch kann bestehen, wenn Sie den Eindruck haben, dass Sie eine Psychotherapie nicht beenden können, weil Ihr Therapeut dann nicht mehr an Ihnen verdient. Wenn Sie vermuten oder sich unsicher sind, ob bei Ihnen ein Missbrauch innerhalb der Therapie vorliegt, dann holen Sie sich an anderer Stelle, z. B. bei Ihrer Hausärztin oder in einer Beratungsstelle, Unterstützung, um dies für sich zu klären. Wenn sich der Eindruck bestätigt, dann beenden Sie eine solche »Therapie« möglichst rasch. Suchen Sie sich an anderer Stelle Unterstützung.

Die richtige Psychotherapie finden

Eine stationäre Therapie in einer psychosomatischen oder psychotherapeutischen Klinik wird meist nur finanziert, wenn zuvor ambulante Maßnahmen, d. h. eine ambulante Psychotherapie, ausgeschöpft wurden. Oft gibt es bis zur Aufnahme längere Wartezeiten. Suchen Sie sich die Klinik sorgfältig aus, die meisten präsentieren ihr Angebot im Internet. In etlichen Kliniken gibt es inzwischen traumatherapeutische Angebote und Frauengruppen, was jedoch nicht heißt, dass jede dieser Kliniken Ihren Bedürfnissen gerecht wird. Wenn Sie unsicher sind, scheuen Sie sich nicht, dort anzurufen und Ihre Fragen mit der zuständigen Ansprechpartnerin zu klären. Viele Kliniken bieten auch Vorgespräche an, damit Sie sich vor Ort ein Bild machen können.

Wenn Sie sich in einer schweren Krisensituation befinden, die Sie allein und mit einer ambulanten Therapie nicht bewältigen können, dann besteht auch die Möglichkeit der Behandlung in einer psychiatrischen Klinik, ggf. auch in einer Tagesklinik.

Eine ambulante Psychotherapie findet in der Regel einmal wöchentlich statt und dauert üblicherweise 50 Minuten. Sie kann von den gesetzlichen Krankenkassen finanziert werden, wenn eine ärztliche oder psychologische Psychotherapeutin eine Kassenzulassung hat. Als Therapieverfahren werden Psychoanalyse, tiefenpsychologisch fundierte Psychotherapie, Verhaltenstherapie und inzwischen ebenfalls systemische Therapie anerkannt.

Mit privaten Krankenkassen können auch Psychotherapeutinnen abrechnen, die keine Kassenzulassung haben, sofern sie für Psychotherapie qualifiziert sind. Unter Umständen wird auch die Psychotherapie bei einer Heilpraktikerin mit entsprechender Anerkennung finanziert. Sie sollten sich in jedem Fall bei Ihrer privaten Krankenkasse erkundigen, bevor Sie mit der Psychotherapie beginnen.

Wenn Sie eine Psychotherapie selbst finanzieren, können Sie Ihre Therapeutin natürlich frei wählen.

Die Psychotherapeutin sollte neben einer psychotherapeutischen Grundausbildung auch über eine Fortbildung in Traumatherapie verfügen, um Sie bei der Bewältigung Ihrer Traumatisierungen optimal zu begleiten. Fragen Sie bereits am Telefon oder im Erstgespräch danach. Krankenkassen und die Kassenärztliche Vereinigung haben Listen von Psychotherapeut*innen mit Kassenzulassung. Weitere Adressen finden Sie in Telefon- und Branchenbüchern. Sie können auch eine (frauenspezifische) Beratungsstelle in Ihrer Nähe aufsuchen und dort weiterführende Informationen erhalten. Vielleicht arbeitet Ihre Hausärztin enger mit einigen Psychotherapeutinnen zusammen und kann Ihnen jemanden nennen. Nicht zuletzt können Sie sich in Ihrem Bekanntenkreis umhören.

Die Dauer einer Kassen-Therapie richtet sich nach der Schwere der Symptomatik und kann bei Bedarf verlängert werden. Stundenzahlen zwischen 24 und 80 sind möglich, je nach Verfahren auch eine Verlängerung auf 100 Stunden. Für eine Traumatherapie ist das oft nicht ausreichend. Gegebenenfalls können Sie die Therapie auch selbst weiterfinanzieren und dann in reduzierter Stundenzahl, z. B. alle zwei bis drei Wochen, fortführen.

Über den »Fonds sexueller Missbrauch« ist es möglich, Anträge zu stellen und bei Bewilligung bis maximal 10.000 Euro zu erhalten. Dieses Geld kann für Psychotherapie und andere Leistungen verwendet werden, die dazu beitragen, Traumafolgen zu lindern. In der Regel ist es sinnvoll, sich bei der Antragstellung Unterstützung zu holen, da es belastend sein kann, das Formular auszufüllen.*

Ich möchte Ihnen noch einige Orientierungshilfen mit auf den Weg geben, die Ihnen bei der Auswahl der »richtigen« Psychotherapeutin helfen können. Neben der fachlichen Qualifikation der Therapeutin sollten Sie prüfen, ob Sie zu ihr Vertrauen fassen können. Das merken Sie oft schon bei den ersten Kontakten. Sie können sich z. B. folgende Fragen stellen:

FRAGEN

Woran merke ich, dass ich Vertrauen fassen kann?

- Fühle ich mich ernst genommen?
- Haben meine Bedürfnisse Raum?
- Werden meine Grenzen respektiert und meine Fragen beantwortet?
- Erarbeiten wir gemeinsam Therapieziele?
- Achtet die Therapeutin auf meine Ressourcen?
- Nehme ich die Therapeutin als ein Gegenüber wahr?
- Hat sie Erfahrungen mit sexuell traumatisierten Frauen?
- Könnte ich mir vorstellen, auch heiklere oder intimere Themen anzusprechen?
- Traue ich ihr zu, dass sie mich und meine Geschichte aushalten und begleiten kann?
- Kann ich mich ihr zumuten?
- Legt sie Wert auf eine sorgfältige Stabilisierung?

* Auf der folgenden Website finden sich weitere Informationen und auch das Antragsformular: https://www.fonds-missbrauch.de.

- Erklärt mir die Therapeutin ihre Arbeitsweise und bespricht mit mir Methoden und Techniken? Kann ich bei ihr Imaginationsübungen erlernen und nutzen?
- Gibt sie mir Anregungen und Hilfestellung, wenn ich nicht weiterweiß?

Aus meiner Sicht ist es sinnvoll, dass Frauen, denen durch Männer sexualisierte Gewalt zugefügt wurde, sich eine weibliche Psychotherapeutin suchen. Das heißt nicht, dass Männer nicht gute (Trauma-)Therapeuten sein können. Doch kann sich gegenüber einem Mann leichter eine »Verwechslung« mit dem Täter aufbauen, was die Therapie erschwert. Auch heiklere Themen wie Sexualität und Körpererleben vor dem Hintergrund der Traumatisierung lassen sich meist leichter mit einer Frau besprechen. Ich finde es zudem wichtig, dass die Psychotherapeutin sich mit der weiblichen Geschlechtsrolle und ihren Einschränkungen in unserer Gesellschaft kritisch auseinandergesetzt hat. Auch sollte sie Ihnen gegenüber eine parteiliche Haltung einnehmen, was bedeutet, dass sie Ihnen glaubt und Ihnen keine Schuld für das Erlebte zuweist. Frauen, die sexuelle Gewalt durch eine Frau erlebt haben, sollten für sich genau prüfen, mit welchem Geschlecht sie besser zurechtkommen. Das lässt sich nicht verallgemeinern.

In der Regel erscheint mir ein geschlechtsspezifischer Ansatz angemessen, d. h. dass Frauen durch Frauen und Männer durch Männer behandelt werden, da die zum Teil doch erheblichen Geschlechtsunterschiede im Erleben und in der Verarbeitung von seelischen Belastungen dann besser berücksichtigt werden können.

TEIL II

TRAUMA UND SELBSTHILFE

1. Heilsamer Umgang mit Symptomen – was Sie selbst für sich tun können

Menschen, die nach einer Traumatisierung Symptome entwickeln, haben oft das Gefühl oder die Angst, verrückt zu werden. Hier möchte ich Sie sehr klar und deutlich entlasten: *Nicht Sie sind verrückt, sondern was Sie erlebt haben und was Ihnen angetan wurde, ist verrückt. Und Ihre Reaktion darauf ist eine völlig normale Reaktion auf ein schreckliches Ereignis!*

Dieser in der Traumatherapie angewendete ressourcenorientierte Ansatz bedeutet auch, dass Symptome daraufhin überprüft werden sollten, ob in ihnen eine wichtige Bewältigungsstrategie, d. h. ein Selbstheilungsversuch, enthalten ist. Das ist sehr oft der Fall, und meist ist es nur eine Frage des Blickwinkels, diese Seite von Symptomen zu entschlüsseln. In der Regel hat ein Symptom eine bestimmte – zumeist unbewusste – Funktion und wird daher benötigt, um das seelische Gleichgewicht zu erhalten. Erst wenn diese Bedeutung und Funktion eines Symptoms herausgearbeitet wird, kann im nächsten Schritt versucht werden, für diese Funktion eine bessere und weniger selbstschädigende Alternative zu finden, die schließlich das Symptom ablösen kann. Es ist meist nicht möglich, ein Symptom einfach »abzuschaffen«, ohne einen angemessenen Ersatz dafür zu haben. Wenn man diesen Schritt überspringt, kommt es manchmal zu einer sogenannten Symptomverschiebung, d. h. das behandelte Symptom ist zwar weg, aber dafür taucht ein neues auf. Um dies anschaulicher zu machen, möchte ich von einer Klientin berichten, deren Essstörung für sie die wichtige Bedeutung hatte, mit den erlebten Übergriffen fertig zu werden.

Frau S. ist Mitte vierzig; sie hat in ihrer Kindheit und Jugendzeit einige Jahre lang sexuelle Übergriffe durch einen älteren Cousin erlebt und damals niemandem davon erzählen können. So musste sie mit dieser schrecklichen Erfahrung allein zurechtkommen und hatte das Gefühl, dass mit ihr etwas nicht stimmen könne. Sie aß zunehmend Süßigkeiten und nahm an Gewicht zu. Das fiel den Eltern zwar auf, aber die wirkliche Not wurde nicht wahrgenommen. Für ihr Übergewicht wurde sie in der Schule gehänselt, sodass sie sich immer mehr zurückzog und einsam wurde. Als sie in die Pubertät kam, hörten die Übergriffe auf, das vermehrte Essen und das Übergewicht blieben jedoch unverändert. Als ich Frau S. in der Psychotherapie kennenlernte, wog sie über 112 kg und hatte wegen des Übergewichts starke Gelenkschmerzen. Ihr Hausarzt hatte ihr ins Gewissen geredet, dass sie dringend abnehmen müsse, weil die Gelenke sonst dauerhaften Schaden nähmen. Sie hatte verschiedenste Diäten hinter sich gebracht, jeweils auch Gewicht abgenommen, aber bald darauf wieder stark zugenommen, meist über das vorherige Gewicht hinaus. Ab 100 kg sei es ihr dann fast schon egal gewesen, wie es nun weitergeht. An die erlebten Traumatisierungen konnte sie sich zwar erinnern, empfand jedoch kaum Gefühle dazu.
In der Psychotherapie ging es zunächst darum zu erfassen, welchen Sinn das Symptom der Essstörung für Frau S. hatte. Es fiel ihr nicht leicht, darüber nachzudenken, weil sie sich selbst bisher wegen ihres Übergewichtes massiv entwertet und abgelehnt hatte. Das Motto »sich annehmen statt abnehmen« war in dieser Phase für sie sehr wichtig und verschaffte ihr Zeit, die Hintergründe zu erforschen, statt weitere Diäten durchzuführen. Sie fand dann heraus, dass sie in ihrer Kindheit gelernt hatte, sich mit Essen zu beruhigen. Hiermit hatte sie unangenehme Gefühle wie Schmerz, Traurigkeit, Wut, Verzweiflung oder Einsamkeit im wahrsten Sinn des Wortes »herunterschlucken« können, sodass sie sich seelisch leichter fühlte. Das Essen war auch eine Art Trost, war immer für sie da. Eine weitere Funktion des Essens fand sie später heraus: Sie hatte durch das Dick-

sein (unbewusst) versucht, sich unattraktiv zu machen, in der Hoffnung, dann keine weiteren körperlichen Übergriffe mehr zu erleben.

Nun konnte Frau S. in der Psychotherapie gezielt daran arbeiten, sich mit den heruntergeschluckten Gefühlen zu beschäftigen, diese überhaupt wahrzunehmen, sie zuzuordnen, ihnen Raum zu geben und einen Umgang mit ihnen zu lernen. Auch arbeitete sie intensiv daran, ihr Selbstwertgefühl weniger von ihrer äußeren Erscheinung abhängig zu machen. Je mehr sie spürte, wenn sie verärgert war, desto besser gelang es ihr dann auch, ihren Ärger zu nutzen, um sich zur Wehr zu setzen. Insbesondere am Arbeitsplatz begann sie zum Erstaunen einiger Kolleginnen, sich gegenüber Zusatzaufgaben mehr abzugrenzen und dadurch Überforderungen vorzubeugen. Der Heißhunger am Abend nach einem anstrengenden Arbeitstag ließ nach, sie konnte zunächst ihr Gewicht stabil halten. Sie fing an, mehr Sport zu treiben, was ihr auch half, Stress abzubauen. Nach einem weiteren längeren Therapieprozess, in dem sie die Traumatisierungen aufarbeitete, gelang es ihr schließlich, langsam und stetig abzunehmen und sich zufriedener zu fühlen.

Neben der Anerkennung der Ressource in jedem Symptom ist es wichtig, die selbstschädigenden Aspekte vieler Symptome nicht zu übersehen und auch nicht zu verharmlosen. So kann z. B. Alkoholkonsum oder der Einsatz anderer Suchtmittel vordergründig »helfen«, Symptome wie Flashbacks oder Gefühlsüberflutungen zu dämpfen. Aber eine Suchterkrankung hat früher oder später schwerwiegende Folgen. Viel sinnvoller wäre es, Techniken zu erlernen, die helfen, Traumaerinnerungen auf Abstand zu halten, z. B. mithilfe der Tresor-Übung.

Im Folgenden möchte ich nun auf typische Symptome eingehen, die häufig bei Frauen auftreten, wenn sie sexualisierte Gewalt erlebt haben. Nach der jeweiligen Erklärung, was unter dem Symptom zu verstehen ist und welche Funktionen es haben kann, folgen Hinweise, wie Sie sich selbst im Umgang damit helfen können.

Flashbacks und Dissoziation unterbrechen

Flashback

Ein Flashback ist eine schmerzhafte Nachhallerinnerung an ein traumatisches Ereignis. Zur Erinnerung: Aufgrund der besonderen hirnphysiologischen Verarbeitungsweise eines Traumas wird das »Feuerwehrgedächtnis« Amygdala aktiviert, und dies kann sich so anfühlen, als ob das Trauma im Hier und Jetzt noch einmal geschähe. Manchmal werden nur bestimmte Aspekte oder einzelne Sinneswahrnehmungen wiedererlebt, z. B. ein Geräusch, ein Geruch, eine Körperempfindung oder ein bestimmtes Bild. Diese Erinnerungsblitze treten also bruchstückhaft auf und sind meist nicht in den Gesamtzusammenhang einzuordnen.

Der Sinn eines Flashbacks liegt am ehesten darin, dass Ihre Seele Sie darauf aufmerksam machen will, dass es unverarbeitete Verletzungen in Ihnen gibt, die nach Bearbeitung und auf Heilung drängen. Das Durchleben eines Flashbacks trägt jedoch nicht zur Heilung bei, denn ein Flashback ist dadurch gekennzeichnet, dass es eine überflutende Qualität hat. In dieser Heftigkeit ist das Nacherleben seelisch nicht zu verarbeiten, daher sollte ein Flashback in jedem Fall unterbrochen werden. Ein häufigeres Durchleben solch quälender Flashbacks führt nicht, wie man früher dachte, zu einer Verarbeitung und Integration des Erlebten. Vielmehr brennt ein Flashback, wie man heute aufgrund hirnphysiologischer Erkenntnisse weiß, die Gewalterfahrung noch tiefer in das Gehirn ein, sodass das Traumamuster massiv verstärkt wird. Dies verlängert Ihren Leidensweg.

Dissoziation

Im Prinzip kann jeder Mensch dissoziieren, und die meisten von uns tun das auch gelegentlich. Alltagsdissoziationen findet man z. B. beim berufsbedingten Pendeln, wenn Sie eine vertraute Strecke häufig fahren und sich an die Fahrt selbst nicht mehr vollständig erinnern können. Auch das Wegträumen bei ermüdenden Vorträgen ist eine Form der Dissoziation. Für Imaginations- und viele Entspannungsübungen wird die Dissoziationsfähigkeit geradezu benötigt, sonst gelingen sie nicht. Hier wird also die Ressource im Symptom gewürdigt und genutzt.

Im Rahmen einer Traumatisierung, wenn Seele und Körper in allergrößte Not geraten, ist Dissoziation eine Überlebensstrategie, um das Unerträgliche nicht zu spüren. Es kann sein, dass Sie sich aus der Situation herausgelöst, sich sozusagen »weggebeamt« haben, um die Bedrohung nicht mehr wahrzunehmen. Wenn dieser Mechanismus der Dissoziation unter der Extrembelastung eines Traumas einmal »erlernt« wurde, kann er sich ausweiten und dann auch bei geringerem Stress auftreten. Dies kann zu erheblichen Problemen in der Alltagsbewältigung führen. Wer gerade dissoziiert, ist nicht bei sich, ist nicht präsent und oft auch nicht wirklich handlungsfähig. Das kann erhebliche negative Folgen haben. Daher ist es enorm wichtig, zu lernen, ungewollte dissoziative Zustände möglichst rasch zu beenden.

Was Sie tun können, um sich im Hier und Jetzt wieder zu verankern

Üben Sie es, frühzeitig wahrzunehmen, wenn Sie aus der Realität »aussteigen«, damit Sie rechtzeitig gegensteuern können. Sprechen Sie laut aus, wie Sie heißen, wie alt Sie sind, welches Jahr, welchen Monat, welchen Tag und welche Uhrzeit wir haben. Machen Sie sich bewusst, dass das Trauma hinter Ihnen liegt, dass Sie sich nun davon erholen und Ihre Verletzungen heilen können.

Sehen Sie sich im Raum um und beschreiben Sie bewusst und laut in Worten, was Sie wahrnehmen. Erinnern Sie sich an Ihre Lieblingsfarbe und sehen Sie sich Gegenstände in dieser Farbe in Ihrer Umgebung an. Berühren und benennen Sie diese Gegenstände. Beschreiben Sie laut, wie sich die Gegenstände anfühlen, ob glatt oder rau, ob kühl oder warm etc. Im Übrigen aktiviert lautes und bewusstes Sprechen den Hippocampus und hilft dabei, den überflutenden Amygdalazustand zu beenden.

Nehmen Sie bewusst den Boden unter Ihren Füßen wahr und spüren Sie, wie die Erde Sie trägt. Stemmen Sie sich fest gegen eine Wand, die Ihnen Halt und Widerstand gibt.

Bewegen Sie sich, machen Sie gymnastische Übungen, gehen Sie spazieren, tanzen Sie durch Ihr Zimmer. Streichen Sie Arme und Beine aus und schütteln Sie Belastendes vom Körper ab. Sie können es auch durch das Fenster nach draußen schicken.

Erinnern Sie sich daran, bewusst und ruhig zu atmen. Atmen Sie in den Bauch oder machen Sie gezielt eine Atemübung.

ÜBUNG

Atemübung

Legen Sie Ihre Hände auf den Bauch und atmen Sie in Ihre Hände. Nehmen Sie beim Einatmen bewusst wahr, wie Ihre Bauchdecke sich hebt, und beim Ausatmen, wie die Bauchdecke sich senkt. Sie können sich auch vorstellen, beim Einatmen Ruhe und Geborgenheit aufzunehmen und beim Ausatmen Unruhe und Angst abzugeben.

Gehen Sie Ihren Notfallkoffer durch und tun Sie die Dinge, die jetzt möglich sind und die Ihnen helfen (könnten). Lenken Sie sich ab, indem Sie die Liste Ihrer angenehmen Aktivitäten durchsehen und ein bis zwei Dinge davon jetzt sofort tun. Wenden Sie Imaginationsübungen an, z. B. den inneren Wohlfühlort, den inneren Garten, die Tresor-Übung oder die Lichtübung.

Nehmen Sie Kontakt mit vertrauten Menschen auf und erzählen Sie ihnen, wie es Ihnen geht, oder lenken Sie sich ab, indem Sie sich etwas erzählen lassen.

Lösen Sie Rätsel, z. B. ein Sudoku oder andere Denksportaufgaben. Wenn Sie nichts zu schreiben bei sich haben, können Sie auch Hirn-Akrobatik machen, wie unten beschrieben.

ÜBUNG

Hirn-Akrobatik

Ziehen Sie von 100 7 ab, dann wieder 7, dann wieder 7 und so weiter, bis Sie bei 16 angekommen sind. Wenn Ihnen das zu langweilig wird, ziehen Sie von 992 immer 13 ab, bis Sie bei 719 oder bei 589 angekommen sind. Denken Sie sich eigene Zahlenbeispiele aus.

Üben Sie diese beschriebenen Hilfen zur Reorientierung im Hier und Jetzt in stressarmen Situationen, damit Sie sie unter Stress schneller abrufen können. Klopfen Sie sich auf die Schulter und belohnen Sie sich mit etwas Schönem, wenn Sie erfolgreich ein Flashback unterbrechen konnten.

Albträume verringern und den Schlaf verbessern

Schlafstörungen und Albträume sind häufige Symptome bei traumatisierten Menschen. Ihr ursprünglicher Sinn liegt darin, dass Ihr Körper Sie vor einer erneuten Gefahr zu schützen versucht und Sie daher wacher und wachsamer sein lässt, um im Fall einer Gefahr schneller reagieren zu können. In der Steinzeit war dieser Reflex sehr sinnvoll und hat so manches Mal das Überleben gesichert. In unserer heutigen Gesellschaft sind Schlafstörungen jedoch sehr beeinträchtigend, vor allem, wenn Sie am nächsten Tag wieder leistungsfähig sein und funktionieren müssen. Daher ist es hilfreich, Strategien zu finden, die Ihnen helfen, Albträume zu begrenzen und den Schlaf zu verbessern.

Was Sie tun können, um wieder besser zu schlafen

Sorgen Sie dafür, dass Ihr Schlafzimmer tatsächlich sicher ist: Lassen Sie Menschen, die Ihnen real wehtun oder die Sie bedrohen, nicht in Ihre Wohnung. Trennen Sie sich von einem Partner, der Ihre Grenzen nicht respektiert und der Sie sexuell belästigt.* Schließen Sie Fenster oder Balkontür, wenn Sie im Erdgeschoss schlafen. Suchen Sie sich ggf. eine Wohnung, in der das Schlafzimmer nicht im Erdgeschoss liegt oder in der Sie sich sicher(er) fühlen.

Gestalten Sie sich Ihre Schlafstätte so sicher und geborgen wie möglich. Das Bett sollte bequem und rückenfreundlich sein. Sorgen Sie für eine gute Zimmertemperatur und entfernen Sie störende Geräuschquellen wie z. B. laut tickende Uhren. Holen Sie sich ein Schutzsymbol an Ihr Bett, z. B. einen Stein, ein Kuscheltier, ein schönes und beruhigendes Bild oder was immer Sie mit Schutz und Sicherheit verbinden. Vielleicht kennen Sie die indigene Tradition des Traumfängers? Hier wird ein Netz, das in einen mit spirituellen Symbolen versehenen Kreis aus Weidengeflecht gefasst ist, über das Bett gehängt. Das verbessert den Schlaf, da nur gute Träume durch das Netz gelassen werden. Schlechte Träume verfangen sich darin und werden von der Morgensonne neutralisiert. In einer Tradition aus Guatemala gibt es »Sorgenpüppchen«, die unter das Kopfkissen gelegt werden, damit sie alle Sorgen aufnehmen. So kann die Schlafende ihre Sorgen über Nacht abgeben, und morgens haben sie sich dann oft aufgelöst.

Lassen Sie Ihr Telefon am Bett, damit Sie ggf. jemanden anrufen können. Warnen Sie die Person Ihres Vertrauens vor, dass Sie sie ggf. nachts anrufen. Und respektieren Sie es, wenn die andere Person das (manchmal) nicht möchte. Sie können nachts auch kostenlos die Telefonseelsorge anrufen. Speichern Sie die Nummern ein oder schreiben Sie sich die Nummer auf.

Lassen Sie das Licht an. Manchmal reicht ein kleines Nachtlicht aus, das Sie in die Steckdose stecken, damit Sie Ihre Umge-

* Natürlich ist mir bewusst, dass ein solcher Schritt nicht leicht ist und sehr viel Kraft und Unterstützung braucht, was sich in einem solchen Satz nicht so einfach zusammenfassen lässt. Dennoch finde ich es wichtig, darauf hinzuweisen.

bung auch in der Nacht wahrnehmen können. Hängen Sie sich in Sichtweite des Betts einen Zettel an die Wand, auf dem groß genug geschrieben steht: *»Ich bin hier in Sicherheit, ich bin … Jahre alt«*. Lesen Sie sich diesen Zettel laut vor, wenn Sie aus einem Albtraum erwachen.

Sorgen Sie für möglichst regelmäßige Schlafenszeiten, da sich Ihr Körper darauf einstellt. Gehen Sie abends möglichst immer zur gleichen Zeit ins Bett und stehen Sie morgens möglichst immer zur gleichen Zeit auf, auch wenn Sie sich nicht ausgeschlafen fühlen. Am Wochenende deutlich länger zu schlafen, kann den Schlafrhythmus durcheinanderbringen, die Schlafstörungen verstärken und auch andere Symptome wie Kopfschmerzen hervorrufen. Vermeiden Sie einen Mittagsschlaf, weil Sie damit Ihren Tag-Nacht-Rhythmus durcheinanderbringen. Nur bei extremer Erschöpfung ist eine Ausnahme erlaubt. Dann aber nur ein kurzes Nickerchen. Stellen Sie sich den Wecker und stehen Sie nach 10 bis 15 Minuten konsequent wieder auf.

Nehmen Sie abends nichts zu sich, was das Einschlafen erschwert, wie schwer verdauliche Mahlzeiten, koffeinhaltige Getränke wie Kaffee, Schwarztee oder Cola. Auch koffeinhaltige Schmerzmittel und Nikotin haben eine aufputschende Wirkung. Alkohol erleichtert zwar meist das Einschlafen, verursacht jedoch Unruhe und häufigeres nächtliches Erwachen.

Bewegen Sie sich tagsüber regelmäßig, z. B. mit Sport, allerdings nicht kurz vor dem Schlafengehen, da der Körper dann schwerer zur Ruhe kommt. Vermeiden Sie abends anstrengende Auseinandersetzungen, aufwühlende Telefonate, belastende Filme, Krimis oder andere Aufregung. Lassen Sie nachts den Fernseher oder das Radio nicht laufen, weil Ihr Unbewusstes dann womöglich mit belastenden Reizen durch Nachrichten, Krimis o. Ä. konfrontiert wird.

Entwickeln Sie ein festes Einschlafritual: die immer gleiche Entspannungsmusik, eine Imaginationsübung wie »innerer Wohlfühlort« oder die »Lichtübung«.

Wenn Sie vor dem Einschlafen zum Grübeln neigen, könnte es Ihnen helfen, sich innerhalb einer festgelegten Zeit gezielt mit den eigenen Sorgen und Problemen zu beschäftigen. Nehmen Sie sich dafür in den frühen Abendstunden 10 bis 30 Minuten Zeit, in denen Sie ungestört sind. Schreiben Sie Ihre Probleme auf und suchen Sie nach Lösungen. Legen Sie das Geschriebene dann ganz bewusst zur Seite und schließen Sie mit diesen Problemen bis zum nächsten Morgen ab.

Wenn Sie nachts aufwachen und grübeln müssen, könnte es hilfreich sein, ein Notizbuch am Bett liegen zu haben, in das Sie Ihre Gedanken hineinschreiben, damit sie Ihnen nicht verloren gehen. Klappen Sie danach das Buch zu, legen Sie es auf die Seite und denken Sie dann konzentriert an etwas Angenehmes.

Bleiben Sie nicht wach im Bett liegen, wenn Sie nicht einschlafen können. Stehen Sie stattdessen auf, damit Ihr Bett der Ort des Schlafens bleibt und nicht zum Ort des Grübelns und Wachliegens wird. Verlassen Sie das Schlafzimmer und gehen Sie in einen anderen Raum. Lesen Sie dort, hören Sie beruhigende Musik oder verrichten Sie leichte und möglichst angenehme Tätigkeiten. Gehen Sie erst dann wieder ins Bett, wenn Sie auch müde genug sind.

Falls der gleiche Albtraum immer wiederkommt, können Sie ihn umschreiben. Es kann sinnvoll sein, dieses neue Drehbuch gemeinsam mit Ihrer Psychotherapeutin zu erarbeiten.

ÜBUNG

Neues Drehbuch schreiben

Verändern Sie in Ihrer Vorstellung die Handlung des Traumes so, dass es gar nicht erst zu einer Bedrohung oder zu einer Gewaltsituation kommt, oder denken Sie sich ein neues gutes Ende aus, indem Sie sich z.B. im Traum zur Wehr setzen, sich Hilfe holen oder den Täter in die Flucht schlagen. Vielleicht kann Ihnen dabei auch ein Inneres Hilfswesen zur Seite stehen und Sie beschützen. Malen Sie sich diese gute Wendung in Ihrem Traum so genau wie möglich aus und denken Sie beim Einschlafen an das gute Ende des Traumes.

Wenn Sie aus einem Albtraum erwachen: Machen Sie das Licht an. Orientieren Sie sich im Hier und Jetzt. Sehen Sie sich im Raum um. Lesen Sie sich Ihren Zettel an Ihrem Bett laut vor. Stehen Sie auf. Gehen Sie aus dem Raum. Waschen Sie sich Gesicht und Hände mit kaltem Wasser. Machen Sie sich klar, dass Sie geträumt haben und nun in Sicherheit sind. Tun Sie Dinge, die Ihr Sicherheitsgefühl verstärken, z. B. ein Kuscheltier in den Arm nehmen oder andere Maßnahmen aus Ihrem Notfallkoffer. Machen Sie eine Imaginationsübung wie »innerer Wohlfühlort« oder schicken Sie die belastenden Bilder in Ihren Tresor.

INFO

Schlafmittel

Bei länger dauernden Schlafstörungen können pflanzliche Medikamente wie Baldrian, Lavendel, Hopfen oder Melisse angewendet werden. Auch Melatonin kann helfen, den Schlafrhythmus wiederherzustellen. Wenn dies nicht ausreicht, können vorübergehend Antidepressiva mit einer beruhigenden Wirkung eingesetzt werden, die das Einschlafen erleichtern. Letzteres sollte immer in Zusammenarbeit mit einer Ärztin erfolgen, die sich mit Psychopharmaka gut auskennt, da alle Medikamente Nebenwirkungen haben können.

Unbedingt abzuraten ist vom Einsatz von Tranquilizern, also den klassischen Beruhigungsmitteln (Benzodiazepine). Diese wirken zwar rasch, bringen aber eine erhebliche Suchtgefahr mit sich. Schon nach kurzer Zeit kann eine Abhängigkeit entstehen, die schwer zu behandeln ist. Oft muss nach kurzer Zeit die Dosis erhöht werden, weil sich der Körper an das Medikament gewöhnt hat. Auch ohne diese Dosissteigerung kann man von diesen Medikamenten rasch abhängig werden. Beim Absetzen kann es zu Entzugssymptomen bis hin zu Krampfanfällen kommen – die Schlafstörungen treten in aller Regel wieder auf.

Bisweilen helfen auch Geschichten oder Bilderbücher, um die Ängste und Schlafstörungen wieder abzubauen – und um Ihr verängstigtes inneres Kind zu beruhigen. Kennen Sie z. B. die

Geschichte vom Traumfresserchen von Michael Ende? Sie beschreibt, wie eine kleine Prinzessin, der zunächst niemand helfen konnte, auf besondere Weise von ihren bösen Träumen befreit wird.

Ängste bewältigen und Vermeidungsverhalten überwinden

Ängste, Panik und Phobien

Fast alle Menschen mit Traumaerfahrungen kennen unterschiedlichste Ängste. Angst ist ein unangenehmes und daher von Menschen gerne vermiedenes Gefühl. Gleichzeitig kann die Fähigkeit, Angst wahrzunehmen, das Überleben sichern. Denn Angst ist ein wichtiges Signal, um uns auf Gefahren aufmerksam zu machen. Wer an einem Abgrund oder an einer vierspurigen Autobahn spazieren geht, ist besser geschützt, wenn eine gesunde Portion Angst dafür sorgt, keinen falschen Schritt zu tun und sich damit in Lebensgefahr zu bringen. Wir brauchen also das Gefühl Angst, um uns zu schützen. Das Angsterleben kann sich aber auch verselbstständigen und zu schweren Symptomen führen, die als Angststörungen bezeichnet werden.

Eine Phobie ist eine zielgerichtete Angst, die sich auf ein bestimmtes Objekt bezieht, z. B. Ängste vor bestimmten Tie ren wie Spinnen, Hunden etc. Die Angst kann sich aber auch auf Situationen beziehen wie Höhenangst, Angst, im Fahrstuhl zu fahren, öffentliche Verkehrsmittel zu benutzen, ein Kaufhaus zu betreten usw. Diese spezifische Angst kann eine direkte Folge eines traumatischen Ereignisses sein, z. B. eine Hundephobie nach einem Angriff durch einen Hund. Sie kann aber auch symbolisch sein, z. B. eine Spinnenphobie als Symbol für Ekelgefühle, die anders noch nicht zum Ausdruck kommen dürfen.

Bisweilen äußert sich die Angst auch als sogenannte Hyperventilation. Hierbei wird die Atmung schneller und flacher. Auch wenn es sich subjektiv so anfühlt, als ob der Körper nicht genug Sauerstoff bekäme, ist das Gegenteil der Fall: Es wird zu viel geatmet. Da sich hierdurch der Kalziumspiegel im Blut vermindert, kann es zu Kribbeln und Krämpfen in Gesicht, Händen und Armen kommen. Das wiederum verstärkt oft die Angst und die schnelle Atmung.

Vermeidungsverhalten

Ängste gehen häufig mit Vermeidungsverhalten einher. Wer große Angst hat, das Haus zu verlassen, weil außerhalb dieses sicheren Ortes Gefahren drohen könnten, wird zunächst vermutlich nach Möglichkeiten suchen, zu Hause zu bleiben. Das führt zwar zu einer kurzfristigen Entlastung, da nun die Angst »erfolgreich« vermieden wird. Aus diesem Vermeidungsverhalten entstehen allerdings weit größere Probleme. Durch die Vermeidung wird die Angst nicht überwunden, sondern ihr wird nur ausgewichen. Hierdurch wird die Angst nicht weniger, stattdessen weitet sie sich aus, weil die Person aus der Übung kommt, Ängste zu bewältigen. Hierzu die Beschreibung einer Frau mit einer sich ausweitenden Angststörung:

> »Anfangs hatte ich Angst, mit öffentlichen Verkehrsmitteln zu fahren, und bin meist zu Fuß gegangen oder mit dem Fahrrad gefahren. Hab nur noch gemacht, was ich so erreichen konnte, hab auch nicht mehr alle Freundinnen besucht. Dann wurde es schwer mit dem Einkaufen. Ich hab mich nur noch in bestimmte Läden getraut, dann nur noch zu Zeiten, wenn wenig Betrieb war. Das ging dann so weit, dass ich schon Angst hatte, dass die Angst wiederkommen könnte. Am Ende bin ich nur noch einmal die Woche aus dem Haus gegangen und wollte dann auch gar nicht mehr ans Telefon gehen, weil andere immer gesagt haben, dass ich was verändern muss.«

In diesem Beispiel zeigt sich eine Angst, die außer Kontrolle gerät und sich auf immer mehr Lebensbereiche ausweitet. Hierdurch gehen die Fähigkeiten, den Alltag zu bewältigen, immer mehr verloren. Denn Fähigkeiten, die nicht mehr genutzt werden, liegen brach und werden allmählich abgebaut. So kann ein Teufelskreis der Angst entstehen, wozu auch die sogenannte »Angst vor der Angst« beiträgt, da sie den Handlungsspielraum noch weiter einschränkt.

Auch die Flucht in Suchtverhalten, z. B. Drogen- oder Alkoholkonsum, ist eine Form der Vermeidung. Durch das Suchtmittel werden Gefühle, also auch die Angst, gedämpft, aber nicht bewältigt. Diese kurzfristige Entlastung kann, wie schon erwähnt, den hohen Preis einer Suchterkrankung haben.

Zur Angstbewältigung ist es daher sehr wichtig, sich der Angst zu stellen und die Erfahrung zu machen, dass sie nach einer gewissen Zeit wieder nachlässt. Bei ausgeprägten Angststörungen ist es meist sinnvoll und erforderlich, psychotherapeutische Hilfe in Anspruch zu nehmen. Insbesondere in der Verhaltenstherapie wurden viele hilfreiche Ansätze entwickelt, um Vermeidungsverhalten und Ängste zu überwinden.

Was Sie tun können, um Ängste zu bewältigen

Finden Sie zunächst heraus, ob sich Ihre Ängste auf eine aktuell tatsächlich gefährliche Situation beziehen, denn dann geht es vor allem darum, sich in Sicherheit zu bringen. Wenn es sich um eine sogenannte irrationale Angst handelt, also eine Angst, die sich in Ihrem Inneren abspielt und nicht auf einer realen äußeren Gefahr beruht, dann arbeiten Sie konsequent (auch in Ihrer Psychotherapie) daran, die Angst zu überwinden.

Versuchen Sie zunächst, die für Sie typischen Auslösereize herauszufinden. Analysieren Sie dafür genau – am besten schriftlich –, was beim letzten Angstzustand oder Panikanfall geschehen ist. Um die Angst verstehen zu lernen, sind folgende Fragen hilfreich:

FRAGEN

Meine Angst verstehen lernen

- Was ist dem Angstanfall unmittelbar vorausgegangen?
- Wer war außer Ihnen noch anwesend?
- Gab es Belastungen in den Stunden oder Tagen vorher?
- Wie war Ihre körperliche Grundverfassung?
- Gab es ungewöhnliche Vorfälle oder Kontakte?
- Welche (körperlichen) Vorzeichen des Angstanfalls haben Sie bemerkt?
- Welche Gedanken sind Ihnen durch den Kopf gegangen?
- Wie haben Sie sich während der Angstsituation verhalten?
- Wie unmittelbar danach?
- Was hat die Angst verstärkt?
- Was oder wer hat Ihnen geholfen, aus dieser Angst wieder herauszukommen?

Wahrscheinlich werden Sie durch diese Betrachtung neue Ideen bekommen, was genau zu diesem Angst- oder Panikanfall geführt hat. Führen Sie mindestens *nach den nächsten fünf Angstsituationen* ein solches Protokoll, um sich und Ihre Ängste besser verstehen zu lernen. Achten Sie hierbei auch darauf, sich durch das Protokoll nicht selbst »anzutriggern«, indem Sie sich im Detail mit einem bedrohlichen Auslösereiz beschäftigen und hierdurch überfordern. Es reicht völlig, diesen mit emotionalem Abstand zu beschreiben. Sie sollten für das Protokoll nicht mehr in das Gefühl eintauchen.

Wenn Sie herausgefunden haben, was die Angst ausgelöst hat, ist es wichtig, zu unterscheiden, ob es sich um vermeidbare oder um unausweichliche Auslösereize handelt. Wenn die Vermeidung eines Triggers Ihr Leben nicht weiter beeinträchtigt, z. B. bei einer Schlangenphobie, dann können Sie versuchen, dem Auslösereiz möglichst aus dem Weg zu gehen. Wenn die Vermeidung eines Triggers aber spürbare Einschränkungen nach sich zieht, z. B. wenn Einkaufen nicht mehr möglich ist, dann sollten Sie daran arbeiten, sich gegenüber diesem Auslösereiz unempfindlicher zu machen (siehe hierzu auch den Abschnitt »Was Sie tun können, um Vermeidungsverhalten zu überwinden«, S. 129).

Machen Sie sich klar, dass Sie mehr sind als Ihre Angst. Auch wenn die Angst stark ist, sich vielleicht sogar bis zur Panik steigert: Sie sind mehr als dieses Gefühl. *Sie sind nicht die Angst, sondern Sie sind eine Frau, die Angst hat.* Diese Sichtweise ist schon eine Form der Distanzierung. Indem Sie sich selbst beobachten, nehmen Sie bereits Abstand von der Situation und von dem überwältigenden Gefühl.

Bei der sogenannten Beobachter-Technik ist dieser Effekt noch ausgeprägter, indem Sie sich wie von außen betrachten. Sie können auch innerlich oder laut in Worten beschreiben, was Sie wahrnehmen, z. B.: *»Da sitzt eine Frau in einer blauen Hose mit einem weißen Pullover, die zittert und ängstlich aussieht.«* Durch diesen Trick mit der Außensicht vergewissern Sie sich, dass Sie mehr sind als Ihre Angst, und stellen deutlichen Abstand zu dem Gefühl und zu dem Auslöser her.

ÜBUNG

Selbstberuhigung

Sie können der Angst etwas Beruhigendes entgegensetzen, indem Sie sich eine Situation ins Gedächtnis rufen, die Sie mit Sicherheit, Ruhe und Entspannung, vielleicht sogar mit Geborgenheit verbinden. Erinnern Sie sich so genau wie möglich an die körperliche Empfindung von Sicherheit und Wohlgefühl – wo im Körper nehmen Sie dies am deutlichsten wahr? Stellen Sie sich nun beim Einatmen vor, wie Sie Sicherheit und Geborgenheit einatmen, beim Ausatmen können Sie langsam und in kleinen Schritten die Angst loslassen. Setzen Sie das fort, bis Sie ruhiger werden.

Es kann sein, dass Ihnen während eines Angstanfalls aufgrund der Stressreaktion eine solche beruhigende Situation nicht spontan einfällt. Dann nehmen Sie sich in einem entspannteren Moment Zeit, sich an eine solche Situation zu erinnern und diese sorgfältig aufzuschreiben. Tragen Sie den Text bei sich oder speichern Sie ihn im Handy und nehmen Sie ihn zur Hand, wenn das nächste Mal Angst aufkommt. Tun Sie das bereits, wenn Sie die ersten Vorzeichen bemerken, damit Sie die Entwicklung der Angst rechtzeitig unterbrechen können. Sie können auch Imaginationsübungen hierfür nutzen, z. B. den »inneren Wohlfühlort«, den »inneren Garten«, die »Baumübung« oder die »Lichtübung«.

ÜBUNG

Atmung bei Hyperventilation

Wenn Sie aufgrund der Angst hyperventilieren, also zu schnell und zu flach atmen, dann üben Sie ganz bewusst, Ihren Atem zu verlangsamen, indem Sie sich auf das *Ausatmen* konzentrieren. Nutzen Sie hierfür die sogenannte Lippenbremse: Pressen Sie die Lippen fest aufeinander und atmen Sie langsam gegen diesen Widerstand aus. Sie können auch die Hände auf Ihren Bauch legen und bewusst in die Hände hineinatmen. Dadurch wird die Bauchatmung angeregt, was der Hyperventilation entgegenwirkt.

Wenn Sie bereits Kribbeln oder Krämpfe spüren, wird zu viel verbrauchte Luft (Kohlendioxid) ausgeatmet. Dann hilft am schnellsten und besten die sogenannte Rückatmung. Hierzu können Sie einen Papier- oder Plastikbeutel vor den Mund halten, um das Kohlendioxid der ausgeatmeten Luft wieder einzuatmen. Das korrigiert den entgleisten Kalziumspiegel im Blut, kann aber einige Minuten dauern. Wenn ein Beutel Angst auslöst, kann auch in ein Kissen oder Kuscheltier geatmet werden, was aber meist ein bisschen mehr Zeit erfordert.

Panik kann Menschen dazu bringen, in eine Starre oder Lähmung zu verfallen. Daher ist es hilfreich, gezielt in Bewegung zu bleiben oder wieder in Bewegung zu kommen. Also: aufstehen, laufen, ausschütteln, Sport oder Gymnastik machen, tanzen, singen, Töne und Geräusche von sich geben – was immer Ihnen einfällt und was immer Ihnen ein angenehmes oder zumindest neutrales Körperempfinden ermöglicht.

Üben Sie, die Frühwarnzeichen von Angst – z. B. Körpersignale wie Herzklopfen, Herzrasen, Magendrücken, Schwitzen – rechtzeitig wahrzunehmen und der Angst dann bereits so früh wie möglich entgegenzuwirken, bevor sie sich voll entfalten kann. Übernehmen Sie alles, was Ihnen hilft, die Angst zu bewältigen, auch in Ihren Notfallkoffer.

Lernen Sie, die Angst als Begleiterin anzunehmen, sofern sie nicht Ihr Leben völlig bestimmt. Eine Klientin formulierte das so: *»Meine Schwester Angst ist bei mir und beschützt mich, was ich lange nicht akzeptieren konnte. Jetzt habe ich gelernt, mit ihr zu leben. Seitdem macht mir die Angst weniger Probleme.«*

Was Sie tun können, um Vermeidungsverhalten zu überwinden

Bauen Sie Vermeidungsverhalten sofort ab, wenn es Ihren Alltag auch nur in Ansätzen beeinträchtigt, damit es sich nicht ausweitet. Die folgenden Vorschläge zur Konfrontation mit der Angst entstammen der Verhaltenstherapie und sind wichtige Anregungen zur Angstbewältigung. Bei einer ausgeprägten Angststörung sollten Sie sich psychotherapeutische Unterstützung suchen, denn Vermeidungsverhalten kann mit der richtigen Hilfe überwunden werden.

ÜBUNG

Konfrontation mit der Angst

Erstellen Sie eine Liste aller Situationen, die Sie ängstigen, und bringen Sie diese in eine Reihenfolge: am Anfang die Situationen, die am wenigsten bedrohlich sind, dann sortieren Sie die Situationen bitte in ansteigender Angstintensität; hierfür zwei Beispiele:

Beispiel 1

1. im Supermarkt einkaufen,
2. ein Kaufhaus betreten,
3. Rolltreppe fahren,
4. Aufzug fahren.

Beispiel 2

1. Straßenbahn fahren,
2. im Auto Beifahrerin sein,
3. im Auto Fahrerin sein.

Beginnen Sie dann mit der leichtesten Situation und üben Sie, diese auszuhalten. Falls die reale Situation noch zu belastend ist, können Sie sie auch zuerst in Ihrer Vorstellung durchgehen. Sie können sich eine Begleitperson mitnehmen oder ein Schutzsymbol bei sich tragen, Sie können vorher den inneren Wohlfühlort aufsuchen oder Ihr Inneres Kind beruhigen. Gehen Sie nur so weit, wie Sie es aushalten können. Wenn Stress und Panik zu groß werden, legen Sie eine Pause ein, beruhigen Sie sich zunächst wieder und machen Sie erst dann weiter. Nach jeder durchgestandenen und bewältigten Angstsituation sollten Sie sich mit etwas Schönem belohnen und sich eine Pause gönnen.
Wenn Sie die erste Angstsituation sicher meistern können, gehen Sie weiter zur nächsten auf Ihrer Liste und üben Sie, auch mit dieser Situation – vielleicht in kleinen Schritten – zurechtzukommen. Sie werden sehen, dass die Erfolge Sie ermutigen und Sie durch dieses Training Ihren Bewegungsspielraum wieder deutlich vergrößern können.

Angst zu haben ist eine normale Reaktion bei Menschen, die ein traumatisches Ereignis erleben mussten. Doch lassen Sie nicht zu, dass diese Angst Ihr Leben maßgeblich bestimmt! Ihr Leben ist mehr als das erlittene Trauma. Erlauben Sie sich, Ihren Ressourcen und den Potenzialen in Ihrem Leben (wieder) sehr viel Raum zu geben!

Wege aus der Depression finden

Eine Depression ist durch Freud- und Lustlosigkeit gekennzeichnet. Das Interesse an Dingen, die früher wichtig waren oder Freude bereitet haben, ist vermindert. Auch der Antrieb ist oft beeinträchtigt, sodass es schwerfällt, den Alltag zu bewältigen und Dinge anzugehen. Manchmal besteht eher eine starke innere Unruhe, die verhindert, dass die Energie sinnvoll genutzt werden kann. Die meisten depressiven Menschen ziehen sich aus dem sozialen Umfeld mehr und mehr zurück, was die Depression in der Regel verstärkt.

Viele Menschen mit einer Depression sind anhaltend traurig und weinen häufiger. Andere spüren ihre Gefühle kaum noch; sie fühlen sich eher erstarrt und können nicht mehr weinen. Verzweiflung, Hoffnungslosigkeit oder Resignation stehen im Vordergrund. Auch können Gefühle ausgeprägter Erschöpfung vorhanden sein. Meist wird die Alltagsbewältigung als Überforderung erlebt.

Oft ist der Appetit vermindert und es kann zu Gewichtsverlust kommen. Bei einigen Menschen ist der Appetit eher vermehrt und es kann durch »Frustessen« zu einer Gewichtszunahme kommen. Schlafstörungen, Konzentrationsstörungen sowie ein verringertes Interesse an Sexualität sind meist Begleitsymptome. Eine Depression wirkt sich häufig negativ auf das Selbstwertgefühl aus, nicht selten mit erheblichen Selbstzweifeln und Selbstentwertungen. Das wiederum verstärkt die Depression, sodass ein Teufelskreis entstehen kann.

Oft gehen depressive Verstimmungen mit Suizidgedanken und Suizidimpulsen einher, d. h. mit Lebensüberdrussgedanken und dem Wunsch, das eigene Leben zu beenden. *Wenn Sie häufiger solche Gedanken haben und befürchten, dass Sie Ihr Leben in Gefahr bringen könnten, dann holen Sie sich so schnell wie möglich (professionelle) Hilfe!* Informationen über Hilfsmöglichkeiten finden Sie auch im Abschnitt »Wenn das Leben in Gefahr ist – Suizidalität und Selbstschutz« ab Seite 172.

Auch eine Depression hat als Symptom eine Bedeutung und einen tieferen Sinn. Dieser besteht am ehesten darin, sich vor Gefühlen zu schützen. Da die Gefühle, die durch die Traumatisierung ausgelöst wurden, sehr unangenehm und meist überflutend sind, versucht die Seele, durch eine Art emotionale Betäubung diese Gefühle fernzuhalten. Dadurch werden aber auch schöne und kraftgebende Gefühle wie Freude, Liebe, Dankbarkeit abgewehrt, die helfen könnten, im eigenen Heilungsprozess weiterzukommen.

Eine Depression hat oft mit ungelebten Aggressionen zu tun. Eine Gewalterfahrung löst neben Angst, Schmerz und

Traurigkeit auch starke Wut, oft sogar Hass aus. Noch immer fällt es in unserer Gesellschaft Frauen schwer, ihre Wutgefühle wahrzunehmen und zum Ausdruck zu bringen. Abgewehrte Wut löst sich aber nicht einfach auf. Stattdessen richten Frauen diese Wut oft unbewusst gegen sich selbst, indem sie depressiv werden – also Depression statt Aggression. Eine Depression scheint noch immer der eher weibliche Weg zu sein, mit Belastungen, Stress und Traumatisierungen umzugehen, wohingegen Männer leichter ihre Wut äußern, sie aber oft schwerer kontrollieren können.

Was Sie tun können, um einer Depression entgegenzuwirken

Nehmen Sie sich mit Ihren Gefühlen und auch mit Ihrer Depression ernst! Sprechen Sie mit Menschen Ihres Vertrauens darüber, wie es Ihnen geht, was Ihnen schwerfällt und was Ihnen helfen könnte. *Setzen Sie Suizidpläne nicht in die Tat um!* Holen Sie sich stattdessen professionelle Hilfe, denn Depressionen können erfolgreich behandelt werden. Suchen Sie sich auch dann professionelle Hilfe, wenn eine Depression längere Zeit anhält oder schwerwiegend ist. Sie können eine Beratungsstelle aufsuchen, mit Ihrer Hausärztin sprechen oder eine Psychotherapie beginnen. Manchmal sind (vorübergehend) Medikamente sinnvoll und hilfreich.

Die folgenden Anregungen sind eher als Begleitung zu einer Psychotherapie gedacht und können eine Therapie natürlich nicht ersetzen. Wenn manche Vorschläge Ihnen unbehaglich sind oder Ängste auslösen, dann *besprechen Sie zunächst mit Ihrer Psychotherapeutin*, was für Sie geeignet ist.

Hinter einer Depression stecken meist unangenehme abgewehrte Gefühle. Mithilfe Ihrer Psychotherapie können Sie versuchen, wieder vorsichtig Zugang zu diesen Gefühlen wie Schmerz, Traurigkeit, Wut etc. zu finden. Hierdurch werden Sie lebendiger, auch wenn sich das zunächst unangenehm anfühlen kann. Ich finde den Vergleich mit einem Arm passend, der längere Zeit »eingeschlafen« war und nach dem »Aufwachen« stark kribbelt und schmerzt, bevor er sich wieder gut und normal anfühlt. Wenn Sie insgesamt wieder mehr Gefühle spüren und zulassen können, werden auch wieder verstärkt angenehme und schöne Gefühle wahrnehmbar.

Es ist wichtig, die Erstarrung vorsichtig zu lösen, damit Sie von den bisher abgewehrten Gefühlen nicht überwältigt werden. Wenn die Traurigkeit sehr stark ist, kann es Ihnen helfen zu wissen, dass *lebendige Traurigkeit* keine Depression ist. Vielmehr ist sie ein intensives Gefühl, das Ihnen hilft, Geschehenes zu beweinen, zu betrauern und loszulassen. Mitgefühl mit sich selbst trägt zu Ihrer Heilung bei – diese Art von Traurigkeit hat ein Ende und auch eine Perspektive. Wer aktiv trauert, kann auch wieder Freude empfinden.

Manchmal kann es helfen, sich (in der Psychotherapie) liebevoll dem Inneren Kind zuzuwenden und herauszufinden, was es gerade braucht. Können Sie ihm das jetzt geben? Oder gibt es vielleicht eine innere Hilfsgestalt, die das Kind versorgen und trösten kann? Dann bitten Sie dieses Hilfswesen darum, Ihnen beizustehen und sich liebevoll um Ihr Inneres Kind zu kümmern.

Nehmen Sie Ihr Freude-Tagebuch regelmäßig zur Hand und lesen Sie die Einträge, die Ihnen guttun. Sie können auch die Liste mit angenehmen Aktivitäten nutzen, um sich Anregungen zu holen. Tun Sie Dinge von dieser Liste selbst dann, wenn Sie skeptisch sind, ob es Ihnen Freude machen wird. Das Tun allein kann bereits eine Veränderung bewirken.

Wenn eine Depression länger anhält und Sie sich davon deutlich beeinträchtigt fühlen, kann es sinnvoll sein, zusätzlich Medikamente einzusetzen. Manchmal sind sie sogar erforderlich, um genug Grundstabilität aufzubauen, damit eine Psychotherapie überhaupt erst möglich wird. Weil es hierzu meist viele Fragen und Vorurteile gibt, möchte ich an dieser Stelle auf Medikamente etwas genauer eingehen.

INFO

Antidepressive Medikamente

Als Antidepressiva werden Arzneimittel bezeichnet, die gegen Depressionen helfen.

Auch das pflanzliche Johanniskraut hat eine stimmungsaufhellende und ausgleichende Wirkung, ist aber nicht so stark wirksam wie die schulmedizinischen Medikamente. Es ist rezeptfrei in Apotheken oder auch niedriger dosiert in Drogerien erhältlich. Menschen mit empfindlicher Haut müssen bei der Einnahme etwas aufpassen, da es die Gefahr von Sonnenbrand erheblich erhöht. Es ist also nicht ganz frei von Nebenwirkungen. Sie sollten die Einnahme mit Ihrer Ärztin absprechen.

Stärker wirksam sind die künstlich hergestellten Antidepressiva. Hiervon gibt es verschiedene Stoffklassen, manche mit beruhigender, andere mit eher anregender Wirkung. Bei der Verschreibung müssen auch Kontraindikationen beachtet werden, d.h. Gründe, warum das Medikament nicht verordnet werden darf. Hier sollten Sie sich von einer Ärztin beraten lassen, die sich mit diesen Medikamenten gut auskennt. Fragen Sie Ihre Hausärztin danach oder lassen Sie sich ggf. zu einer Fachärztin (für Psychiatrie, Neurologie oder Psychotherapeutische Medizin) überweisen.

Antidepressiva müssen über einen längeren Zeitraum, mindestens drei bis vier Wochen, regelmäßig eingenommen werden. Erst dann wird die stimmungsaufhellende Wirkung spürbar. Falls Nebenwirkungen auftreten sollten, werden Sie diese hingegen schon nach deutlich kürzerer Zeit bemerken. Hier ist nun Ihre Geduld gefragt. Denn ein Medikament zu nehmen, von dem Sie zunächst vielleicht nur Nebenwirkungen spüren, aber noch keinen heilsamen Effekt, kann eine echte Geduldsprobe sein. Setzen Sie das Medikament bitte nicht gleich wieder ab – und vor allem nicht ohne Rücksprache mit Ihrer Ärztin! Die Nebenwirkungen gehen in der Regel rasch zurück; meist lohnt es sich, die Wochen abzuwarten, bis Sie auch die gewünschte psychische Entlastung spüren.

Nehmen Sie das Medikament täglich in der gleichen Dosis ein. Antidepressiva wirken nicht, wenn man sie nur bei Bedarf nimmt. In Absprache mit Ihrer Ärztin kann ggf. die Dosis erhöht werden, um die Wirkung zu verbessern. Aber setzen Sie niemals ohne Absprache das

Medikament abrupt ab, da das zu Problemen führen kann. Wenn Sie es absetzen wollen, dann immer nur in Rücksprache mit Ihrer Ärztin und immer, indem das Medikament »ausgeschlichen« wird, d.h. die Dosis wird schrittweise bis zur niedrigsten Dosis reduziert und dann erst wird das Mittel ganz abgesetzt.
Wenn das Medikament wider Erwarten nach einigen Wochen nicht anschlägt, kann man mit einem anderen Wirkstoff einen neuen Versuch unternehmen.
Das Antidepressivum sollte nicht nur eingenommen werden, bis es zu einer Symptombesserung kommt, sondern noch einige Zeit darüber hinaus. In der Regel sind sechs bis zwölf Monate sinnvoll. Auch sollten Sie nicht während der dunklen Jahreszeit damit aufhören. Wenn Sie das Mittel zu früh absetzen, ist die Gefahr größer, ein sogenanntes Rezidiv zu bekommen, d.h. die Depression kann wiederkommen.
Antidepressiva machen nicht süchtig! Anders als bei Beruhigungs- und Schlafmitteln besteht nicht die Gefahr einer Abhängigkeit von diesen Medikamenten.

Schuld- und Schamgefühle abbauen

Fast alle Frauen, die (sexualisierte) Gewalt erlebt haben, fühlen sich für das Erlebte schuldig und empfinden auch Schamgefühle. Beide Gefühle sind meist eng miteinander verbunden, umfassen jedoch verschiedene Aspekte des Erlebens, sodass ich sie getrennt erläutere.

Schuldgefühle*

Es löst immer wieder Erstaunen bei Nichtbetroffenen aus, wie sich Menschen, denen Gewalt angetan wurde, für diese Straftat auch noch schuldig fühlen können. Für Betroffene ist dies ein

* Mit diesem Begriff meine ich im Gegensatz zur Realschuld ein unbegründetes subjektives Schuldgefühl. Bei realer Schuld, z.B. als erwachsene Täterin oder Mittäterin, geht es auch darum, die Schuld anzuerkennen, Verantwortung zu übernehmen und für eine Wiedergutmachung zu sorgen.

vertrautes und quälendes Gefühl, von dem sie sich meist nur schwer befreien können. Oft geht dies auch mit Selbstentwertungen und Selbstvorwürfen einher. *»Hätte ich doch nur meinem unguten Gefühl vertraut und ihn nicht in seiner Wohnung besucht.«* *»Wenn ich die Geschenke meines Vaters nicht angenommen hätte, dann hätte er mich bestimmt in Ruhe gelassen.«* Solche Gedankengänge wiederholen sich oft und verstärken das Schuldgefühl. Selbst wenn die betroffene Frau sich mit ihrem Verstand gut erklären kann, dass sie keine reale Schuld trägt, gelingt es dennoch selten, auf diese rationale Weise die Schuldgefühle abzubauen.

Dass die Schuldgefühle sich so hartnäckig halten, hat verschiedene Gründe. Meistens geht es darum, mit dem Schuldgefühl noch unerträglichere Gefühle beiseitezuschieben, die sich quasi darunter versteckt haben. Sie könnten an die Oberfläche kommen, wenn das Schuldgefühl nicht mehr wie eine »Plombe« obendrauf sitzt. So kann z. B. ein bedrohliches Leeregefühl mit großer Verzweiflung aufkommen, wenn das Schuldgefühl nicht mehr hiervor »schützt«, denn das Gefühl der Schuld ist leichter auszuhalten als diese Leere. Wenn das Schuldgefühl nicht wäre, könnten auch sehr aggressive Gefühle gegenüber dem Täter hochkommen. Das kann Ängste auslösen, diese Wut nicht mehr kontrollieren zu können. Das Schuldgefühl legt dieser Wut quasi Zügel an.

Auch Ohnmacht ist ein viel bedrohlicheres Gefühl als das Empfinden von Schuld. Solange eine Frau sich schuldig fühlt, hat sie noch die Illusion, Einfluss nehmen und etwas verändern zu können. Sie hätte sich *»nur noch mehr anstrengen, noch besser werden, noch andere Möglichkeiten finden müssen …, dann hätte die Grenzverletzung aufgehört«*.

Dies ist jedoch eine Illusion, denn es gab keine Möglichkeit, die Verletzung abzuwenden. Aber die menschliche Psyche kann leichter mit dieser Illusion und dem zugehörigen Schuldgefühl leben, als sich einzugestehen, dass es keine Möglichkeit des Handelns mehr gab und dass Körper und Seele dieser Situation hilflos ausgeliefert waren. Das Erleben von Ohnmacht und Ausgeliefertsein sind vermutlich die Gefühle, die Menschen am allerwenigsten aushalten können und die sie – wo immer möglich – zu vermeiden suchen. Schuldgefühle sind leichter zu ertragen, auch hat sich die Seele vielleicht schon daran gewöhnt. Ein Trauma ist genau durch diese Gefühle von Ohnmacht und Ausgeliefertsein definiert, sodass es schlüssig erscheint, dass Menschen mit Traumaerfahrungen sich häufig schuldig fühlen, obwohl sie keinerlei Verantwortung für die Situation tragen.

Bei Frauen, die in ihrer Kindheit Gewalt durch einen nahestehenden Menschen erlebt haben, kommt noch erschwerend hinzu, dass zumeist eine existenzielle Abhängigkeit von diesem Menschen bestand. Um die Beziehung zum Täter zu »schützen«, auf den es ja angewiesen war, übernimmt dieses Mädchen dann die Verantwortung für das Geschehene und beginnt, Schuldgefühle zu entwickeln.

Es wird also deutlich, dass das Schuldgefühl eine Funktion und einen »Sinn« hat. Und beides muss erst entschlüsselt werden, bevor das Schuldgefühl losgelassen werden kann.

Nicht zuletzt gibt es immer noch – trotz der engagierten Aufklärungsarbeit der Frauenbewegung – ein gesellschaftlich verankertes Vorurteil, dass Frauen an sexuellen Übergriffen selbst schuld seien und dass dies »guten Frauen« nicht passiere. Diese gesellschaftliche Haltung, die sich nur sehr zäh und langsam verändert, trägt erheblich dazu bei, dass betroffene Frauen Schuldgefühle haben. Hier sind weitere politische und gesellschaftliche Veränderungen erforderlich.

Schamgefühle

Nach sexualisierter Gewalt treten in aller Regel auch Schamgefühle auf, da ja ein besonders intimer Körperbereich betroffen war. Dies ist ein wesentlicher Unterschied zu anderen Formen der Traumatisierung, z. B. bei einem Verkehrsunfall. Unfallopfer finden meist sehr viel Unterstützung im sozialen Umfeld. Es ist weniger tabuisiert, über ihre Verletzungen zu sprechen, es löst mehr Betroffenheit und weniger »peinliche« Gefühle beim Gegenüber aus. Von sexueller Gewalt betroffene Frauen ziehen sich oft aus Scham eher zurück und wollen über das Erlebte nicht sprechen. Auch besteht häufig Angst vor Ablehnung durch andere, was Rückzug und Schweigen, aber auch die Schamgefühle verstärkt. Das soziale Umfeld fühlt sich von der Thematik oft überfordert, sodass es manchmal zu unsensiblen Reaktionen kommt. So können Verharmlosungen, Schuldzuweisungen, detailliertes Nachfragen oder die Weigerung zuzuhören zu neuen Verletzungen und weiterem Rückzug führen.

Auch können während der Traumatisierung aufgetretene körperliche Reaktionen Scham- und Schuldgefühle auslösen. Nicht wenige Frauen haben während einer Vergewaltigung sexuelle Erregung, vielleicht sogar einen Orgasmus erlebt und verurteilen sich hierfür. Oder sie sind verwirrt wegen dieser widersprüchlichen Gefühle. Eine sexuelle Grenzverletzung, d. h. sexuelle Handlungen gegen den Willen eines Menschen, bedeutet *immer* Gewalt! Auch wenn dies mit Lustgefühlen einherging. Der Körper reagiert auf körperliche Reize sehr reflexhaft. Diese Reflexe können nicht willentlich unterdrückt werden.

Ein Beispiel: Denken Sie einmal an eine Zitrone und stellen Sie sich vor, wie Sie hineinbeißen. Merken Sie den Speichelfluss im Mund und wie der Kiefer sich zusammenzieht? Nun beißen Sie in Ihrer Fantasie noch einmal in die Zitrone und versuchen Sie währenddessen, diese Körperreaktion zu unterdrücken. Ist Ihnen das gelungen? Mir gelingt es jedenfalls nicht, obwohl ich dieses Experiment schon oft gemacht habe. Mir wird immer noch jedes Mal wässrig im Mund.

So ist das also mit den körperlichen Reaktionen: Sie passieren automatisch und unterliegen nicht unserer Kontrolle. Und sexuelle Erregung während einer Vergewaltigung heißt keinesfalls, dass die betroffene Frau diesen Übergriff gewollt oder positiv erlebt hätte, auch wenn solche Argumente immer wieder von Tätern vorgebracht werden.

Was Sie tun können, um Schuld- und Schamgefühle abzubauen

Für sexuelle Gewalt trägt immer der Täter die Verantwortung. Auch wenn Sie meinen, hierzu selbst etwas beigetragen zu haben – überprüfen Sie diese Annahme genau und erkennen Sie dann die realen Schuldverhältnisse an. Wenn Sie eine Wahl gehabt hätten, hätten Sie diese Chance sicherlich genutzt, um Schaden von sich abzuwenden. Machen Sie sich immer wieder klar, dass Sie für das Erlebte nicht die Verantwortung tragen.

Das mag Ihnen vielleicht mühsam und nutzlos erscheinen, vor allem, wenn Sie dies schon öfter versucht haben und das Schuldgefühl dann doch die Oberhand behielt. Lassen Sie sich nicht entmutigen! Schuldgefühle sind sehr hartnäckig und müssen immer wieder infrage gestellt werden, damit Sie sie allmählich abbauen können.

Sammeln Sie Argumente, die deutlich machen, dass Sie an den Grenzverletzungen nicht selbst schuld gewesen sind. Schreiben Sie sich diese Argumente auf und lesen Sie sie immer wieder durch, wenn die Schuldgefühle sehr stark werden.

Wenn Ihnen das Sammeln der Argumente schwerfällt, dann stellen Sie sich vor, dass die Situation nicht Ihnen, sondern einer anderen Frau, die Sie schätzen und mögen, passiert sei. Was denken Sie über diese andere Frau? Geben Sie ihr die Schuld für die erlebte Verletzung oder haben Sie Mitgefühl und Verständnis? Was würden Sie dieser Frau sagen, wenn sie sich Ihnen mit ihren Schuld- und Schamgefühlen anvertraute? Welche Entlastung würden Sie ihr gerne geben?

Wenn es um Übergriffe in Ihrer Kindheit geht, dann schauen Sie sich Kinder im gleichen Alter an. Wie erleben Sie diese Kinder? Welche Bedürfnisse haben sie und wie treten sie in Kontakt? Würden Sie diesen Kindern Vorwürfe machen, wenn sie etwas Schlimmes und Verletzendes erleben würden? Wie würden Sie mit einem dieser Kinder umgehen, wenn es traumatisiert würde? Was meinen Sie, was dieses Kind dann braucht? Was würden Sie ihm gerne geben wollen? Und dann kehren Sie zurück zu Ihrem eigenen Inneren Kind und schauen Sie, was dieses damals gebraucht hätte. Können Sie ihm das heute vielleicht geben? Wenn Sie mögen, dann schreiben Sie Ihrem Inneren Kind einen Brief, in dem Sie ihm liebevoll erklären, warum es sich nicht schuldig fühlen muss.

Scham- und Schuldgefühle lösen üblicherweise den Impuls aus, sich zurückzuziehen oder sich zu verstecken. Versuchen Sie ganz bewusst, entgegen diesem Impuls zu handeln. Treten Sie mit anderen Menschen Ihres Vertrauens in Kontakt und sprechen Sie über Ihre Gefühle. Wenn Sie dies nicht ausprobieren, können Sie auch nicht die Erfahrung machen, dass andere Menschen auf Sie verständnisvoll reagieren. Doch suchen Sie sich die Menschen sorgfältig aus und fallen Sie nicht mit der Tür ins Haus. Vielleicht bereiten Sie ein solches Gespräch vor, indem Sie es ankündigen oder der anderen Person aufschreiben, worum es Ihnen geht. Sie können Menschen Ihres Vertrauens auch Bücher in die Hand geben, damit diese sich Wissen anlesen können und Sie nicht alles selbst erklären müssen. Wenn vertraute Menschen verständnisvoll und mitfühlend auf Sie reagieren, hilft das sehr, Schuld- und Schamgefühle abzubauen. Schreiben Sie sich danach auf, wie Ihr Gegenüber reagiert und was Ihnen besonders geholfen hat.

Treten Sie in Kontakt mit anderen Menschen, die Ähnliches erlebt haben, z. B. in einer angeleiteten Selbsthilfe- oder Therapiegruppe. Meist fällt es uns leichter, bei anderen Menschen bestimmte Muster und Lösungsmöglichkeiten wahrzunehmen. Für eigene Denk- und Verhaltensweisen bestehen hingegen oft blinde Flecke. Die anderen sind daher wie ein Spiegel, in dem vieles leichter gesehen werden kann als bei sich selbst. Nutzen Sie diese Chance und bringen Sie in einem solchen geschützten Rahmen Ihre Scham- und Schuldgefühle zur Sprache, damit diese »durchgelüftet« und neu bewertet sowie abgebaut werden können.

Schreiben Sie sich selbst einen Brief, in dem Sie deutlich machen, warum Sie keinerlei Schuld tragen. Wenn es Ihnen sinnvoll erscheint und Sie nicht zu sehr belastet, ergänzen Sie auch noch, wer die reale Schuld trägt und warum dies so ist. Lesen Sie den Brief immer dann, wenn Schuldgefühle wieder auftauchen, um ihnen etwas entgegenzusetzen.

Besprechen Sie Ihre Schuld- und Schamgefühle auch mit Ihrer Psychotherapeutin, nachdem Sie genug Vertrauen aufgebaut haben. Mit ihr können Sie genauer die dahinter versteckten Gefühle herausfinden und bearbeiten.

Wenn Sie von Schamgefühlen gequält werden, besonders im Zusammenhang mit sexuellen Lustgefühlen während eines Übergriffs, dann erinnern Sie sich an die Zitrone und machen Sie sich klar, dass der Körper auf intensive körperliche Reize auch intensiv reagiert und dass das niemals bedeutet, dass Sie deshalb eine Schuld an einem Übergriff tragen.

Sie können auch eine Art »Reinigungsübung« nutzen, um sich von Scham- und Schuldgefühlen zu entlasten.

ÜBUNG

Lichtübung

Einleitung der Übung wie auf Seite 74 beschrieben.

Nehmen Sie sich Zeit, sich Ihre ganz persönliche Lichtquelle vorzustellen. Das kann die Sonne sein, eine Lampe, eine spirituelle Lichtquelle oder ein anderes Licht, das für Sie stimmig ist. Vielleicht hat dieses Licht auch eine bestimmte, angenehme Farbe. Sie nehmen wahr, wie dieses heilsame Licht Ihren Körper einhüllt und angenehm umflutet. Vielleicht wie eine Dusche oder ein Wasserfall, der angenehm über Sie hinabfließt. Vielleicht auch wie ein Lichtkegel oder wie ein Ei aus Licht. Und wenn Sie mögen, können Sie sich vorstellen, dass dieses wohltuende, heilsame Licht auch in Ihren Körper fließen darf. Vielleicht kann es sich auf angenehme Weise in Ihrem Körper ausbreiten und Sie durchströmen. Und während dieses heilsame Licht durch Ihren Körper strömt, kann es belastende Gedanken und Gefühle mit sich nehmen. Erlauben Sie diesem Fluss aus Licht, all das, was Ihnen zu viel ist, was Sie loslassen möchten, hinwegzutragen und durch Ihre Fußsohlen hinaus in die Erde zu leiten, wo alles verwandelt werden kann. Nehmen Sie den Lichtkegel oder das Ei aus Licht um sich herum bewusst wahr und machen Sie sich klar, dass dieses Licht Sie schützt und reinigt. Nehmen Sie noch einmal bewusst wahr, wie Sie sich mit Ihrem Licht fühlen.

Und stellen Sie sich nun darauf ein, sich ganz bewusst von Ihrem Bild und Ihrer Lichtquelle zu lösen. Vielleicht mögen Sie sich noch bei Ihrem Licht bedanken oder bei Ihrer Vorstellungskraft, die Ihnen diese Bilder schenkt.

Dann kehren Sie, ganz in Ihrem Tempo, allmählich zurück in diesen Raum, auf Ihren Platz. Sie nehmen den Boden unter Ihren Füßen oder Ihre Unterlage wieder wahr. Recken. Strecken. Räkeln. Gähnen. Die Augen öffnen und sich wieder im Raum orientieren.

Im Folgenden eine weitere reinigende Übung, die alle Sinneskanäle anregt und schöne Bilder wecken kann:

ÜBUNG

Reinigender Wasserfall

Stellen Sie sich eine schöne Landschaft vor, in der sich ein Bachlauf oder ein See befindet. Schon von Weitem hören Sie das Plätschern eines wunderschönen Wasserfalls. Das klare Wasser und die Tropfen funkeln in der Sonne. Der Ort ist friedlich und verwunschen. Sie können sich hier ganz und gar sicher fühlen. Vielleicht können Sie auch das Zwitschern von Vögeln hören und das sanfte Rauschen der Blätter im Wind. Das Wasser strömt über die Felsen, es ist rein und klar. Sie entscheiden sich nun, in das angenehm warme Wasser zu steigen, das so flach ist, dass Sie gut stehen können, auf dem Boden ist weicher Sand. Sie spüren die heilsame Kraft des Wassers und gehen nun zu dem Wasserfall. Wenn Sie mögen, können Sie sich darunterstellen und sich vom Wasser umspülen lassen. Das Wasser kann alle belastenden Gefühle und Gedanken von Ihnen abwaschen, sodass sich Ihr Körper und Ihre Seele ganz rein und klar fühlen. Sie spüren, wie Freude und Zuversicht Sie angenehm durchströmen. Wenn Sie genug in diesem klaren Wasserfall gebadet haben, kehren Sie zurück zum Ufer, wo ein weiches Handtuch auf Sie wartet, in das Sie sich hineinkuscheln können.

Und stellen Sie sich nun darauf ein, sich ganz bewusst von Ihrem schönen Ort mit dem Wasserfall zu lösen, den Sie jederzeit wieder aufsuchen können. Vielleicht mögen Sie sich noch bei Ihrer Vorstellungskraft bedanken, die Ihnen diese Bilder schenkt.

Dann kehren Sie, ganz in Ihrem Tempo, allmählich zurück in diesen Raum, auf Ihren Platz. Sie nehmen den Boden unter Ihren Füßen oder Ihre Unterlage wieder wahr. Recken. Strecken. Räkeln. Gähnen. Die Augen öffnen und sich wieder im Raum orientieren.

Die Wut nicht mehr nach innen richten

Bei einer Traumatisierung wird nicht nur der Körper einer überwältigenden Erfahrung ausgesetzt, sondern auch die Seele mit heftigen Gefühlen konfrontiert. In der Folge treten häufig Gefühlsüberflutungen auf oder Gefühle werden zum Schutz vor Überflutung ganz abgespalten. Beide Muster können sich abwechseln. Gar nichts mehr zu fühlen, macht starr und depressiv. Gefühlen ausgeliefert zu sein, erschwert das Leben und die Bewältigung des Alltags. Daher ist es wichtig, einen guten und wohl dosierten Umgang mit den eigenen Gefühlen zu finden.

Insbesondere Wut und Zorn sind bedeutsame Gefühle nach Gewalterfahrungen. Wut und Hass auf den Täter, der das Leid verursacht hat, manchmal aber auch Wut und Zorn auf sich selbst, das Geschehene nicht verhindert zu haben – selbst dann, wenn dies gar nicht möglich gewesen wäre. Die meisten betroffenen Frauen können schlecht mit dieser Wut umgehen, da oft die Angst besteht, sie nicht aushalten oder kontrollieren zu können. Außerdem haben traumatisierte Menschen die destruktive Seite von Aggression an Körper und Seele als sehr schmerzhaft und bedrohlich erlebt, sodass sie aggressive Gefühle oft grundsätzlich ablehnen. Dahinter kann die Befürchtung stecken, sich nicht mehr vom Täter zu unterscheiden, wenn sie aggressive Gefühle zulassen.

Ich finde es ausgesprochen wichtig, Wut und Aggression genauer zu betrachten und zwischen konstruktiven und schädlichen Ausdrucksformen der Wut zu unterscheiden. Ärger, Aggression und Wut sind nämlich sehr kraftvolle Gefühle, die helfen können, sich abzugrenzen, Nein zu sagen, Abstand herzustellen und sich für die eigenen Bedürfnisse einzusetzen – also einen gesunden Egoismus zu entwickeln. Jede gewalttätige Form, die eigene Wut zu zeigen, ist jedoch zerstörerisch und sollte umgehend beendet werden. Meiner Erfahrung nach sind jedoch die meisten Frauen in ihrem Aggressionsausdruck eher gehemmt, sodass sie sich zu wenig für sich selbst einsetzen können. Hier ist es wichtig, dass in der Psychotherapie die positiven Aspekte von Wut und gesunder Aggression wie Selbstschutz, Durchsetzungskraft, Wehrhaftigkeit, Abgrenzungs- und Konfliktfähigkeit herausgearbeitet werden und dass die betroffenen Frauen lernen, sich neue Fähigkeiten in diesen Bereichen anzueignen.

Wie Sie lernen können, mit Ihrer Wut umzugehen

Wenn Sie bisher wenig Erfahrung haben, mit eigenen Gefühlen – vor allem der Wut – in Kontakt zu kommen, dann sollten Sie zunächst mit Ihrer Psychotherapeutin besprechen, ob die folgenden Anregungen für Sie geeignet sind, und erst danach damit beginnen.

Nehmen Sie sich Zeit, um Ihre Gefühle durch Schreiben oder Malen zum Ausdruck zu bringen. Bewerten Sie nicht, was Sie malen oder schreiben, sondern geben Sie sich den Raum, sich hierdurch zu entlasten. Falls Sie dazu neigen, sich in Gefühlen zu verlieren, dann begrenzen Sie die Dauer des Malens oder Schreibens, indem Sie sich einen Wecker stellen, der Sie nach einiger Zeit unterbricht. Manchmal reichen schon fünf Minuten, manchmal braucht es mehr Zeit; 15 bis 20 Minuten sollten Sie nicht überschreiten. Hören Sie dann mit der Tätigkeit auf jeden Fall auf, auch wenn Sie noch nicht fertig geworden sind. Packen Sie das Tagebuch oder den Malblock zur Seite, damit Sie wieder Abstand bekommen. Sie können Ihr Werk auch zu einem späteren Zeitpunkt abschließen. Es geht hierbei weniger um Vollständigkeit oder das künstlerische Ergebnis. Wichtiger ist, überhaupt einen Zugang zu dem Gefühl zu bekommen, es zum Ausdruck zu bringen, sich hierdurch zu entlasten und danach wieder Abstand zu nehmen.

Wut ist ein sehr starkes, auch körperlich deutlich spürbares Gefühl, das sich meist nicht einfach wegdrängen lässt. Daher kann es wichtig und hilfreich sein, sich Wutventile zu erarbeiten, um die starke Energie dieses Gefühls in konstruktive Bahnen zu lenken. Ich finde hierfür das Bild eines Dampfkochtopfs sehr passend. In diesem Topf entsteht im Inneren ein großer Druck, der noch zunimmt, wenn der Topf weiter angeheizt wird. Wenn der Druck sehr groß ist, sollte der Deckel nicht einfach geöffnet werden, weil es sonst zu einer Explosion kommen kann. Stattdessen sollte zunächst mithilfe eines Ventils der Dampf abgelassen werden. Erst danach kann der Topf gefahrlos geöffnet werden. So ähnlich verhält es sich auch mit der Wut. Wenn sich viel angestaut hat, ist der Druck im Inneren sehr groß, und es muss erst mal »Dampf abgelassen« werden, bevor der Deckel ganz geöffnet wird. Dampf ablassen meint dann also, Wutventile zu finden und zu nutzen – auch vorbeugend zu nutzen, damit sich nicht wieder so viel anstauen kann.

Wichtig ist, dass Sie sich mit diesem Ventil nicht selbst schaden, also die Wut nicht direkt oder indirekt gegen sich selbst richten. Vermeiden Sie daher unkontrolliertes Ausagieren von Wut. Es kann hilfreich sein, die Wut in körperliche Bewegung umzusetzen. Hier einige Beispiele für Wutventile: alte Telefonbücher zerreißen, Altglas entsorgen, Sport machen wie laufen, Fahrrad fahren, Badminton spielen etc., mit Kissen werfen, ein Handtuch wringen, laut schimpfen, schreien, laut singen, stampfen, tanzen, alten Stoff zerreißen, Dart spielen, mit Boxhandschuhen einen Boxsack bearbeiten. Begrenzen Sie das Anwenden des Wutventils auf maximal vier bis fünf Minuten (Wecker stellen) und hören Sie danach auf, auch wenn noch weitere Wut vorhanden sein sollte. Das Aufhören ist wichtig, um Gefühle dosieren und steuern zu lernen.

Wenn es Ihnen bisher nicht gelingt, die Wut zu kontrollieren, dann sollten Sie die oben beschriebenen Übungen noch nicht (alleine) durchführen. Vielleicht wäre dann die folgende Übung besser für Sie geeignet, bei der Sie zunächst lernen können, Ihre Gefühle feiner wahrzunehmen und besser zu steuern.

ÜBUNG

Gefühlsregler

Welches Gefühl haben Sie gerade? Beobachten Sie Ihr momentanes Gefühl und legen Sie fest, welche Intensität es auf einer Skala von 0 bis 10 hat, wobei 0 minimale und 10 maximale Stärke bedeutet. (Tun Sie das häufiger, um Ihre Selbstwahrnehmung zu verbessern.)

Dann stellen Sie sich einen Regler vor, z. B. wie das Thermostat an einer Heizung oder wie einen Lautstärkeregler an einer Musikanlage. Dieser Regler hat eine Skala von 0 bis 10. Schätzen Sie nun noch einmal die Stärke Ihres Gefühls ein und nehmen Sie die Einstellung am Regler genau wahr. Drehen Sie nun in Ihrer Vorstellung diesen Regler ein bisschen herunter, also nach links, vielleicht um 2 bis 3 Einheiten, und spüren Sie, wie hierdurch die Intensität Ihres Gefühls nachlässt.

Sie können diese Übung auch umgekehrt nutzen, indem Sie angenehme Gefühle, die Sie gerne stärker und intensiver spüren möchten, mit dem Gefühlsregler nach rechts, also »höher drehen«. Drehen Sie allerdings positive Gefühle ebenfalls nur so weit auf, wie es Ihnen angenehm ist. Auch ein »Zuviel des Guten« kann überfordern.

Eine weitere Möglichkeit, Abstand zu sehr unangenehmen Gefühlen zu bekommen, ist die Tresor-Übung (siehe S. 78). Sie können sie abwandeln, indem Sie sich keine Bilder im Rahmen vorstellen, sondern Symbole für das jeweilige Gefühl, z. B. einen Stein für die Wut oder einen Tränenkrug für die Traurigkeit. Manchmal ist es auch sinnvoll, den Gegenstand noch zu verkleinern, was Sie mittels Ihrer Fantasie problemlos tun können, und ihn dann erst in den Tresor zu packen.

Sollten Sie allerdings dazu neigen, Ihre Wut oder andere

unangenehme Gefühle immer nur wegzupacken, könnte sich ein Vermeidungsverhalten entwickeln. Dann wäre es wichtig, sich diesen Gefühlen auch aktiv zu stellen.

Beziehungen verbessern

Traumatisierungen durch andere Menschen wirken sich fast immer auf die weitere Beziehungsgestaltung aus, da das Vertrauen in andere Menschen erschüttert wurde. Dies betrifft sowohl Partnerschaften als auch andere soziale Beziehungen. Die Regulation von Nähe und Distanz kann genauso erschwert sein wie der Umgang mit eigenen Grenzen und Bedürfnissen. Meist bestehen Ängste vor Auseinandersetzungen, sodass diese eher vermieden werden.

Körperliche Nähe kann ein Trigger für Erinnerungen an die erlebte Gewalt sein und daher Ängste und Flashbacks auslösen. Nicht selten wird daher körperliche Nähe von vornherein vermieden. Viele traumatisierte Frauen haben Schwierigkeiten, eigene Grenzen und Bedürfnisse überhaupt wahrzunehmen, da ihre Grenzen so massiv verletzt und ihre Bedürfnisse missachtet worden sind. So fällt es ihnen in einer Partnerschaft oft schwer, eigene (sexuelle) Wünsche zu formulieren oder Grenzen zu ziehen, wenn ihnen etwas unangenehm ist.

Sexualität kann mit körperlichen Schmerzen verbunden sein, die auf körperliche Verletzungen und Narben oder auf Körpererinnerungen zurückzuführen sind. Auch kann das Lustempfinden erheblich gestört sein. Sexualität ist oft mit Schuld- und Schamgefühlen verbunden oder wird als etwas Verbotenes oder »Schmutziges« erlebt. Häufig sind Lust- und Schmerzempfinden durch das Trauma so eng miteinander verkoppelt, dass körperlicher Schmerz oder ein Bedrohungsgefühl sexuelle Erregung auslösen kann. Dies trägt aus meiner Sicht zur Faszination von sado-masochistischen Praktiken bei. Auch das Ausleben gefährlicher Formen von Sexualität wie ungeschützter Sex mit wechselnden Partnern oder Prostitution kann Ausdruck von mangelnder Wertschätzung dem eigenen Körper gegenüber sein. Das erlebte Trauma wird dadurch immer neu wiederholt, die traumatisierte Frau ist nun die scheinbare Regisseurin.

In einer Gesellschaft, in der (zunehmend gewaltvolle und erniedrigende) Pornografie niedrigschwellig zugänglich ist und von vielen Usern mit ständig steigender Tendenz genutzt wird, in der Bücher und Filme wie »Shades of Grey« hohe Gewinne einspielen und in der Kinderpornografie rasant zunimmt – in einer solchen Gesellschaft wird es immer schwerer, sexuelle Praktiken abzulehnen, die eine betroffene Frau als unangenehm, verletzend oder entwürdigend empfindet[29]. Dann bei den eigenen Wünschen und Grenzen zu bleiben, ohne sich prüde zu fühlen oder Angst haben zu müssen, die Partnerschaft zu verlieren, kann eine große Herausforderung sein. So begegnen mir zunehmend (junge) Klientinnen, die Sexpraktiken über sich ergehen lassen, z. B. indem pornografische Szenen »nachgespielt« werden, weil sie sich schlecht fühlen oder abgewertet werden, wenn sie ihre Grenzen ernst nehmen.

Auch *emotionale Nähe* kann sich bedrohlich anfühlen, weil hierdurch möglicherweise schmerzliche Gefühle aktiviert werden. Der frühere Mangel an Liebe und Wärme, Zuwendung und Geborgenheit wird spürbarer, wenn Sehnsüchte und Bedürfnisse wahrgenommen und zugelassen werden. Gleichzeitig liegt darin auch eine Chance – denn heute ist vielleicht ein liebevolles und achtsames Gegenüber vorhanden, das Trost und Wärme geben kann, sodass es möglich ist, die alten Verletzungen durch liebevollen Kontakt zu heilen.

Sowohl in Partnerschaften als auch in Freundschaften fällt es betroffenen Frauen oft schwer, angemessen Grenzen zu setzen und für eigene Bedürfnisse zu sorgen. Sie haben eine hohe Bereitschaft und häufig auch sehr gute Fähigkeiten, anderen Menschen unterstützend beizustehen. Sie können sich meist sehr gut einfühlen und haben aufgrund ihrer eigenen Lebensgeschichte viel Hilfreiches entwickelt, das sie gerne weitergeben. Das kann sehr bereichernd für alle Beteiligten sein, sofern es eine Balance zwischen Geben und Nehmen gibt. Denn den meisten betroffenen Frauen fällt es schwer, ein Ungleichgewicht wahrzunehmen und sich dann für sich selbst einzusetzen. Oft geben sie so viel, bis sie erschöpft und ausgelaugt sind. Das Gegenüber hingegen hat häufig gar nicht mitbekommen, dass die Grenzen bereits überschritten wurden, weil über diese Grenze nie gesprochen wurde.

Im Beruf zeichnet sich oft ein ähnliches Muster ab. So wählen traumatisierte Frauen vielfach soziale Berufe, in denen sie ihr gutes Einfühlungsvermögen nutzen können. Oft zeigt sich das Motiv, an anderen Menschen wiedergutzumachen, was sie selbst erlebt haben, und hierdurch für Gerechtigkeit und Ausgleich zu sorgen. Aufgrund der Schwierigkeiten, die eigenen Grenzen zu wahren, besteht in erhöhtem Maß die Gefahr, sich bis hin zum Burn-out (Ausgebranntsein) zu erschöpfen. Dieses sogenannte Helfer-Syndrom hat auch die Funktion, sich zwar mit dem eigenen Thema – z. B. Umgang mit seelischen Nöten – zu beschäftigen, dies aber auf einem Umweg zu tun, indem man anderen Menschen hilft. Das ermöglicht mehr Abstand zum eigenen Anteil an diesem Thema, während man sich gleichzeitig sehr intensiv damit beschäftigen darf und muss.

Was Sie tun können, um Ihre Beziehungen zu verbessern

Überprüfen Sie Ihre Partnerschaft und auch Ihre anderen sozialen Beziehungen. Gibt es Situationen, in denen Sie – oder vielleicht Ihre Kinder – Gewalt ausgesetzt sind oder bedroht werden? Wenn dies der Fall ist, sorgen Sie mit höchster Priorität dafür, dass äußere Sicherheit geschaffen wird. Das hat Vorrang vor allen anderen Themen, damit nicht weitere Traumatisierungen geschehen. *Aktuelle Gewalt verhindert Heilung.*

Überprüfen Sie Ihre sozialen Beziehungen und arbeiten Sie an einer Verbesserung; die folgenden Anregungen können Ihnen dabei helfen.

ÜBUNG

Bestandsaufnahme und Verbesserung Ihrer Beziehungen

- Mit welchen Kontakten sind Sie zufrieden? Was können Sie tun, um diese Beziehungen aufrechtzuerhalten oder noch weiter zu festigen? Unternehmen Sie mit diesen Menschen regelmäßig Dinge, die Ihnen guttun.
- Welche Beziehungen möchten Sie verbessern, um sie aufrechterhalten zu können? Was ist dazu notwendig? Wie könnten die nächsten Schritte aussehen? Kommen Sie mit diesen Menschen darüber ins Gespräch.
- Mit welchen Beziehungen sind Sie ausgesprochen unzufrieden? Wie schätzen Sie die Aussichten ein, dass sich durch eine Klärung etwas ändern könnte? Bei guten Aussichten gehen Sie die Klärung bald an. Bei schlechten Aussichten sollten Sie sich eher von diesen Menschen distanzieren.
- Beleben Sie frühere Kontakte, die Ihnen gutgetan haben und die Sie vielleicht haben einschlafen lassen. Nehmen Sie neue Kontakte zu anderen Menschen auf, die Ihnen guttun. Überwinden Sie Rückzug und Isolation. Nutzen Sie hierfür auch Sport- oder Freizeitgruppen, Therapie- oder angeleitete Selbsthilfegruppen.

Seien Sie mit sich geduldig, wenn es Ihnen schwerfällt, Vertrauen aufzubauen. Ihr Misstrauen ist eine normale Reaktion auf das, was Ihnen widerfahren ist, und ein Versuch, sich vor neuerlichen Verletzungen zu schützen. Wahrscheinlich haben Sie ein mehr oder weniger bewusstes Repertoire, um andere Menschen zu »testen«, ob diese vertrauenswürdig sind. Erlauben Sie sich dieses Testen. Vertrauen entsteht schrittweise, und jeder »bestandene Test« hilft Ihnen, sich mehr auf andere einzulassen. Wenn Sie genug Vertrauen gefasst haben, dann sprechen Sie auch mit der anderen Person über Ihre Schwierigkeiten zu vertrauen und darüber, was Ihnen dabei helfen kann. Übertreiben Sie es aber nicht mit dem »Testen« und muten Sie der anderen Person keine unerfüllbaren Aufgaben zu. Das kann nicht gelingen, weil Sie diesem Menschen dann keine Chance geben und weil Sie sich selbst nur in der Annahme *»Das funktioniert ja eh nicht!«* bestätigen.

Lernen Sie Ihre Grenzen besser kennen. Sprechen Sie über Ihre Grenzen mit anderen Menschen und tauschen Sie sich auch mit anderen darüber aus, wie diese mit Grenzen umgehen. Üben Sie, Nein zu sagen und die Reaktion Ihres Gegenübers auszuhalten.

Erlauben Sie sich, Ihren Ärger wahrzunehmen und ihn für eine konstruktive Auseinandersetzung zu nutzen. Nicht jede Form von Aggression ist mit der destruktiven Energie von Tätern gleichzusetzen. Eine Frau, die sich wehren kann, ist nicht mehr Opfer, aber auch keine Täterin, sondern sie ist erwachsen, wehrhaft und handlungsfähig.

Wenn es Ihnen schwerfällt, sich durchzusetzen oder Ihre Interessen zu vertreten, dann machen Sie ein Selbstbehauptungstraining (für Frauen) oder einen Rhetorikkurs. Auch ein Selbstverteidigungskurs für Frauen kann sinnvoll sein. Hier werden nicht nur körperliche Verteidigungstechniken vermittelt, in der Regel wird auch in Rollenspielen selbstsicheres Auftreten geübt.

Versehen Sie sich in Ihrer Vorstellung mit einer Schutzhülle; geeignet hierfür ist z. B. die Lichtübung. Ein Schutz aus Licht ist viel flexibler als eine Mauer und ermöglicht mehr Kontakt zu anderen Menschen. Den folgenden Text könnten Sie in die Lichtübung mit einbauen:

ÜBUNG

Ergänzung zur Lichtübung (S. 141)

Sie können den Schutz durch das Licht noch verstärken, indem Sie sich um das Licht herum einen leuchtend blauen Reifen vorstellen, der Sie schützt und der nur das hindurchlässt, was Ihnen guttut und was Sie jetzt hindurchlassen möchten.

Wenn Sie mit anderen Menschen zusammenleben, dann sorgen Sie dafür, dass Sie einen Raum haben, in den Sie sich zeitweise ungestört zurückziehen können. Teilen Sie den anderen mit, wann Sie ungestört sein wollen; Sie können auch ein Schild an die Tür hängen. Lassen Sie sich in dieser Zeit nicht durch Telefonate stören und legen Sie Ihr Handy bewusst und ausgeschaltet auf die Seite.

Wenn Sie Schwierigkeiten mit körperlicher Nähe und Sexualität haben, dann sprechen Sie darüber offen mit Ihrem Partner/Ihrer Partnerin. Wenn Sex derzeit zu bedrohlich ist, legen Sie eine Pause ein, verabreden Sie gemeinsam die Dauer dieser Sex-Pause und halten Sie sich konsequent daran. Nutzen Sie andere Formen des Körperkontakts, um Nähe herzustellen, z. B. Kuscheln oder Massagen.

Wenn Sie sexuelle Begegnungen sicherer gestalten oder wieder aufnehmen wollen, dann sorgen Sie für eine ruhige und entspannte Atmosphäre. Der Ort der sexuellen Begegnung sollte nicht mit dem Trauma verknüpft sein und keine Trigger haben, also ein sicherer Raum sein. Achten Sie darauf, dass Sie mit Ihrer Wahrnehmung im Hier und Jetzt bleiben. Unterbrechen Sie sofort, wenn Sie beginnen, innerlich wegzugehen. Bitten Sie Ihren Partner/Ihre Partnerin, mit darauf zu achten, dass Sie im Hier und Jetzt bleiben. Sprechen Sie darüber, woran er oder sie erkennen kann, dass Sie sich »wegbeamen«, und was Ihnen dann helfen kann, sich im Hier und Jetzt wieder zu verankern. Wenn Sie Ihren Partner/Ihre Partnerin mit einem Täter verwechseln, dann konzentrieren Sie sich ganz stark auf das, was ihn/sie vom Täter unterscheidet. Beenden Sie Sex, wenn die Verwechslung anhält.

Führen Sie schwierige oder anstrengende Gespräche über Sexualität nicht an dem Ort, an dem Sie üblicherweise Sexualität miteinander teilen. Verlassen Sie diesen Ort, ziehen Sie sich an und setzen Sie sich zusammen an einen Tisch, z. B. in der Küche. Das gibt der Situation mehr Sicherheit und mehr Sachlichkeit.

Leben Sie Sexualität auch mit sich selbst und allein (sog. Solosex), um Ihren Körper besser kennenzulernen, um Vorlieben und Abneigungen in Ruhe und Sicherheit auszutesten und sich Ihrem Körper mehr anzunähern.

Die Themen »körperliche Nähe« und »Sexualität« sind sehr umfassend und können im Rahmen dieses Buches nur in Ansätzen behandelt werden. Im Anhang finden Sie Buchtipps zum Weiterlesen.

Auch im Beruf ist es wichtig, dass Sie lernen, sich gut abzugrenzen – besonders, wenn Sie dazu neigen, anderen helfen zu wollen und sich hierbei immer wieder zu überfordern. Wenn Sie eine Ausbildung in einem psychosozialen Beruf machen oder dahin umschulen wollen, prüfen Sie genau Ihre Motive. Wenn Sie anderen vor allem helfen wollen, um Ihren eigenen Heilungsprozess voranzubringen, sind Sie wahrscheinlich gefährdet, irgendwann in eine Erschöpfung oder in ein Burnout zu geraten. Könnten Sie Ihr soziales Engagement vielleicht in ehrenamtliche Arbeit in einem gemeinnützigen Verein oder in einem Frauen-Projekt investieren? Das könnte weniger belastend sein, weil Sie dann nicht darauf angewiesen wären, hiermit Ihr Geld zu verdienen. Sie könnten die Tätigkeit leichter reduzieren, falls Sie sich (phasenweise) davon überfordert fühlen.

Wenn Sie merken, dass Sie mit Ihrer jetzigen Berufstätigkeit in einem psychosozialen Bereich überfordert sind, können Sie sich an die sogenannte Reha-Beratung Ihres Rentenversicherungsträgers wenden, um sich über die Möglichkeiten einer beruflichen Rehabilitation (z. B. Umschulung) zu informieren.

Suchtverhalten in den Griff bekommen

Bei einer Suchterkrankung besteht eine Abhängigkeit von einer Substanz wie Alkohol, Drogen, Medikamenten, Nikotin o. Ä. (sogenannte stoffgebundene Sucht) oder von einem Verhalten, z. B. Spielsucht, Internetsucht, Kaufsucht, Esssucht, Sexsucht, Putzsucht.

Es wird zwischen einer echten Abhängigkeit von einem Suchtmittel und dem »bloßen« Missbrauch unterschieden. Bei Letzterem besteht noch keine Abhängigkeit, es kann also noch auf das Mittel verzichtet werden. Aus einem Missbrauch kann sich jedoch rasch eine Abhängigkeit entwickeln. Die Abhängigkeit ist gekennzeichnet durch eine starke körperliche und psychische Gewöhnung, d. h. es kann auf das Suchtmittel nicht mehr (ohne Entzugssymptome) verzichtet werden. Oft muss die Dosis erhöht werden, um die gleiche Wirkung zu erreichen.

Traumatisierte Menschen sind besonders gefährdet, eine Suchterkrankung zu entwickeln, weil das Suchtmittel meist eine dämpfende und beruhigende Wirkung hat. Dieses Abstumpfen macht Traumaerinnerungen besser aushaltbar, oft werden diese Erinnerungen sogar völlig abgeblockt. Auch das Einschlafen kann durch Alkohol erleichtert werden, allerdings führt Alkohol zu Durchschlafstörungen.

Eine Suchterkrankung kann durchaus als Selbstheilungsversuch betrachtet werden, der allerdings gravierende Folgen und Nebenwirkungen hat. Das Erleben eines süchtigen Menschen engt sich zunehmend auf das Suchtmittel ein, soziale Kontakte werden der Sucht mehr und mehr geopfert. Die Fähigkeiten zur Alltagsbewältigung lassen deutlich nach, der Alltag dreht sich irgendwann nur noch darum, den Suchtdruck zu befriedigen und die Sucht zu verheimlichen. Zudem führen Suchtmittel im Lauf der Zeit zu körperlichen Folgeschäden, die die Lebensqualität beeinträchtigen und sogar lebensbedrohlich werden können.

Ein unerlässliches Ziel ist also, das Suchtverhalten abzubauen. Das ist oft schwer, weil beim Verzicht auf das Suchtmittel die abgeblockten Traumaerinnerungen wieder auftauchen können. Wenn die betroffene Frau dann noch nicht stabil genug ist und die Erinnerungen nicht auf Abstand halten kann, kommt es häufig zu Rückfällen, da die Sucht das einzig effektive Hilfsmittel zu sein scheint. Daher reichen die früheren suchttherapeutischen Behandlungsansätze meist nicht aus, sondern sollten um ein traumatherapeutisches Vorgehen ergänzt werden. In vielen Suchtkliniken wird dies in die Therapie inzwischen miteinbezogen, z. B. werden dort auch stabilisierende Imaginationsübungen vermittelt.

Was Sie tun können, um Ihr Suchtverhalten in den Griff zu bekommen

Seien Sie ehrlich mit sich und prüfen Sie genau, ob bei Ihnen ein Suchtverhalten besteht. Die folgenden Fragen können Ihnen bei der Selbsteinschätzung helfen und dazu beitragen, dass Sie Ihr Suchtverhalten erkennen:

FRAGEN

Mein Suchtverhalten erkennen

- Habe ich das Suchtmittel häufiger oder in größerer Menge eingesetzt, als ich eigentlich vorhatte?
- Nutze ich das Suchtmittel regelmäßig, um Symptome zu bekämpfen, die mit dem Trauma zu tun haben, z. B. Ängste, Flashbacks, Schlafstörungen?
- Behindert mich das Suchtmittel in meiner Lebensgestaltung?
- Habe ich wegen des Suchtmittelgebrauchs private oder berufliche Einschränkungen in Kauf genommen?
- Nutze ich das Suchtmittel weiter, obwohl ich über die negativen Folgen Bescheid weiß?
- Habe ich die Menge des Suchtmittels erhöht, um die gleiche Wirkung zu erreichen?
- Habe ich versucht, mit dem Gebrauch des Suchtmittels aufzuhören?
- Bin ich von meinem sozialen Umfeld auf den Suchtmitteleinsatz kritisch oder besorgt angesprochen worden?

Wenn Sie mindestens drei dieser Fragen mit Ja beantwortet haben, besteht mit hoher Wahrscheinlichkeit bei Ihnen eine Suchtproblematik oder eine erhebliche Suchtgefahr. Dann sollten Sie sich Hilfe holen. Verharmlosen Sie Ihr Suchtproblem nicht! Sprechen Sie über Ihr Suchtverhalten mit nahestehenden Menschen, mit Ihrer Hausärztin oder mit Ihrer Psychotherapeutin. Überprüfen Sie, wie andere Ihren Umgang mit dem Suchtmittel einschätzen.

Lassen Sie sich medizinisch durchchecken, inwieweit bereits körperliche Folgen der Sucht bestehen. Lassen Sie sich medizinisch behandeln, wenn dies erforderlich ist.

Wenn die Sucht Ihr Leben gravierend beeinträchtigt oder Folgeschäden hat, sollte die Behandlung der Suchterkrankung vorrangiges Therapieziel sein. Nutzen Sie dafür spezifische Anlaufstellen, z. B. eine Sucht- oder Drogenberatungsstelle sowie Selbsthilfegruppen (z. B. AA – Anonyme Alkoholiker).

Gegebenenfalls kommt auch eine stationäre Behandlung infrage. In der Regel wird dann (bei stoffgebundener Sucht) zuerst eine »Entgiftung« in einem psychiatrischen Krankenhaus durchgeführt, anschließend eine längerfristige Entwöhnungsbehandlung in einer Suchtklinik. Dies dauert meist mehrere Monate. Achten Sie bei der Auswahl der Klinik darauf, dass ein traumatherapeutisches Vorgehen in die Behandlung integriert ist.

Das langfristige Ziel ist eine sogenannte Abstinenz, was bedeutet, auf das Suchtmittel ganz zu verzichten. Dies ist oft ein langwieriger Prozess, der auch mit Rückfällen einhergehen kann. Sichern Sie sich hierfür (professionelle) Unterstützung. Selbsthilfegruppen sind ebenfalls sehr gut geeignet, die Abstinenz aufrechtzuerhalten oder Sie zu ermutigen, wenn es zu einem Rückfall gekommen ist. Geben Sie das Ziel, Ihr Leben ohne Suchtmittel zu gestalten, nicht auf!

Essstörungen abbauen

Essstörungen sind noch immer ein typisch weiblicher Bewältigungsversuch, um mit den Folgen von Traumatisierungen zurechtzukommen, wobei auch bei Jungen und Männern die

Häufigkeit kontinuierlich zunimmt. Sie stehen auch im Zusammenhang mit vorgegebenen Schönheitsidealen, denen niemand entsprechen kann, die aber dazu führen, dass Betroffene unglaubliche Torturen auf sich nehmen, um diesem Ideal nahezukommen. So wurde in Italien ein Mindestgewicht für Laufsteg-Models festgelegt, das allerdings noch immer am Rand der Anorexie liegt.[30]

Bei Essstörungen gibt es viele Parallelen zu Suchterkrankungen. Anders als bei den meisten stoffgebundenen Süchten wie z. B. einer Alkoholabhängigkeit ist es aber nicht möglich, das Suchtmittel gänzlich aufzugeben, da wir natürlich auf Nahrungszufuhr angewiesen sind. Daher ist es eine besondere Herausforderung, einen gesunden Umgang mit dem Suchtmittel zu finden.

Auch hierbei ist es wichtig, zunächst die Funktion des Symptoms zu verstehen, um dann Alternativen zu entwickeln. Im Folgenden werden die verschiedenen Arten von Essstörungen mit ihren möglichen Funktionen jeweils kurz beschrieben, um dann Anregungen für eine Veränderung zu geben.

Anorexie

Eine Anorexie (Magersucht) entsteht meist während der Pubertät und ist auch Ausdruck für den Stress, der mit den drastischen Veränderungen dieser Lebensphase einhergeht. Meist beginnt sie mit einer Diät und dem Wunsch abzunehmen, was dann entgleist. Dem Körper wird immer weniger Nahrung zugeführt, schwere Mangelerscheinungen sind die Folge. Bisweilen kommt es zu lebensbedrohlichen Gewichtsverlusten. Die Betroffene selbst hat kein Empfinden dafür, dass eine ernste Krankheit besteht. Die Körperwahrnehmung ist erheblich gestört, auch massiv untergewichtige Mädchen erleben sich noch als zu dick. Diese verzerrte Selbstwahrnehmung ist von außen kaum zu beeinflussen.

Traumatisierte Mädchen und junge Frauen entwickeln sehr viel häufiger eine Anorexie als andere. Der Körper verändert sich, die Weiblichkeit wird sichtbarer – das löst oft erhebliche Ängste aus. Sehr dünn und wenig weiblich auszusehen, soll vor weiteren Übergriffen schützen, wobei dieses Motiv oft nicht bewusst ist. Die eigene Weiblichkeit wird zumeist abgelehnt, da dem weiblichen Körper die Schuld für die Grenzverletzungen zugewiesen wird. Anorektisch zu sein heißt auch, enorm viel Kontrolle über den eigenen Körper zu haben, indem grundlegende Bedürfnisse ignoriert werden können. Dies kann ein Versuch sein, die Kontrolle zurückzuerlangen, die durch das Trauma verloren gegangen war. Manchmal ist die Nahrungsverweigerung auch das einzige Mittel des Widerstands in unerträglichen Verhältnissen – sozusagen eine Art Hungerstreik und damit auch ein Signal nach außen.

Esssucht und Adipositas

Meist geht eine Esssucht mit erheblichem Übergewicht (Adipositas) einher. Entweder wird regelmäßig zu viel Essen konsumiert, wobei die Betroffenen meist kein gutes Maß dafür haben, wie viel Nahrung für einen erwachsenen Menschen angemessen ist. Oder es gibt ausgeprägte Essanfälle* (sogenanntes *Binge Eating),* bei denen oft wahllos und in großer Menge Nahrung konsumiert wird. Die Folgen sind Übergewicht und womöglich Stoffwechselstörungen wie Diabetes und Blutfetterhöhungen. Auch Herz-Kreislauf-Erkrankungen wie Bluthochdruck, Herzinfarkt, Schlaganfall etc. treten häufiger auf, was die Lebenserwartung verkürzt. Gelenke können aufgrund des Übergewichts schneller verschleißen, was zu Beschwerden führt.

Auch die Esssucht kann eine Reaktion auf traumatische Erfahrungen sein. In ihr kann sich die Ablehnung des eigenen weiblichen Körpers widerspiegeln, der der Ort der Traumatisierung war. Der Körper wird durch das Übergewicht »unattrak-

* In der Selbsthilfebewegung ist öfter von »Fressanfällen« die Rede, um deutlich zu machen, dass es um ein entgleistes Verhalten geht. Ich finde das nicht sinnvoll, weil es betroffene Frauen entmenschlicht und für mein Empfinden auch entwürdigt. Daher bleibe ich bewusst bei dem Begriff »Essanfall«.

tiv« gemacht, um ihn vor weiteren Übergriffen zu schützen. Er bildet dann quasi eine Schutzschicht, die andere Menschen »vom Leibe halten« kann. Andererseits kann das Essen ein Ersatz für unerfüllte Bedürfnisse sein, die noch nicht bewusst sind, noch nicht erlaubt sind oder derzeit nicht erfüllt werden können, sogenanntes Frustessen. Übermäßiges Essen kann auch helfen, innere Leere zu füllen oder diese nicht mehr zu spüren. Außerdem kann Essen unangenehme Gefühle dämpfen, die dann geradezu »heruntergeschluckt« werden.

Bulimie

Bei der Ess-Brecht-Sucht werden (meist anfallsweise) große Mengen an Essen zugeführt und danach wieder erbrochen. Auch Abführmittel sowie Entwässerungstabletten werden bisweilen eingesetzt, oft wird exzessiv Sport betrieben. Das Gewicht bleibt trotz der Nahrungsmengen meist stabil, anderen fällt die Erkrankung oft gar nicht auf.[31] Aufgrund des Erbrechens kommt es zu einer Verschiebung der Elektrolyte im Blut, vor allem das Absinken von Kalium kann lebensbedrohlich sein, da hierdurch schwere Herzrhythmusstörungen ausgelöst werden können. Die Magensäure schädigt die Schleimhäute und den Zahnschmelz, Entzündungen und Karies bis hin zum Zahnverfall sind die Folge. Der Einsatz von Abführmitteln kann zu schwerer Darmträgheit führen, Entwässerungsmittel können den Körper lebensgefährlich austrocknen.

Auch eine Bulimie tritt häufiger vor dem Hintergrund sexualisierter Gewalterfahrungen auf. Sie kann dann die Funktion haben, sich mittels Erbrechen von dem Erlebten zu »reinigen«, das »Eingedrungene« wieder nach außen zu befördern und sich von Ekelgefühlen zu befreien. Sie ist zudem oft Ausdruck von Aggression: Was erlebt wurde, ist im wahrsten Sinn des Wortes »zum Kotzen«. Auch ermöglicht die Bulimie der betroffenen Frau, übermäßiges Essen oder Essanfälle mit Erbrechen auszugleichen und somit eine Gewichtszunahme zu verhindern, sodass sie nach außen hin unauffällig bleiben kann.

Was Sie tun können, um Ihre Essstörung abzubauen

Seien Sie ehrlich mit sich und überprüfen Sie, ob bei Ihnen eine Essstörung vorliegt. Wenn dies der Fall ist, holen Sie sich professionelle Hilfe in einer Psychotherapie oder auch bei einer hierauf spezialisierten Beratungsstelle. Lassen Sie sich ärztlich behandeln, wenn dies erforderlich ist.

Finden Sie mithilfe der Beratung oder Psychotherapie für sich heraus, welche Funktion(en) Ihre Essstörung für Sie hat. Welche Bedürfnisse erfüllen Sie sich damit? Erarbeiten Sie sich Alternativen, die den gleichen Zweck erfüllen, und wenden Sie diese immer häufiger an.

Lernen Sie, sich selbst mehr zu mögen und anzunehmen – unabhängig von Ihrer körperlichen Erscheinung.

Machen Sie keine Diäten, weil dies das essgestörte Verhalten in aller Regel verstärkt. Meist gibt es ohnehin einen Jojo-Effekt, und oft ist die Gewichtszunahme nach dem Abnehmen noch ausgeprägter als vorher. Sorgen Sie stattdessen für eine gesunde und ausgewogene Ernährung sowie für regelmäßige Mahlzeiten. Wenn Sie unsicher sind, was gesund und ausgewogen bedeutet und welche Nahrungsmenge für Sie angemessen ist, dann nehmen Sie an einer Ernährungsberatung teil. Unter Umständen können Sie sich diese ärztlich verordnen lassen.

Machen Sie regelmäßig und in einem gesunden, d. h. nicht exzessiven Maß (Ausdauer-)Sport, möglichst eine Sportart, die Ihnen Freude bereitet. Auch das Training auf dem Fahrrad-Ergometer oder Cross-Trainer zu Hause kann hilfreich sein. Noch besser ist es, wenn Sie sich einer Sportgruppe anschließen, weil Sie hierdurch soziale Kontakte pflegen.

Nehmen Sie sich Rückfälle nicht übel, sondern nutzen Sie diese, um daraus zu lernen. Welche neuen Strategien haben Sie ausprobiert? Was davon hat geholfen, das gestörte Essverhalten zu unterlassen oder immerhin aufzuschieben? Warum kam es dennoch zu dem Rückfall? Was können Sie beim nächsten Mal noch besser machen?

Mit körperlichen Schmerzen umgehen

Häufig kommt es nach sexualisierter Gewalt zu gynäkologischen Beschwerden oder Erkrankungen, in denen sich die Übergriffe und die Verletzungen am weiblichen Körper widerspiegeln. Der Körper weist mit seinen Beschwerden auf diese Verletzungen hin. Es ist wichtig, diese Symbolsprache zu entschlüsseln, damit nicht unnötige medizinische Eingriffe durchgeführt werden und damit die betroffene Frau angemessene (psychotherapeutische) Hilfe erfahren kann.

Schmerzen ohne organische Ursache sind ein Hinweis darauf, dass mit Körper und Seele etwas nicht stimmt. Es meldet sich quasi die »körpereigene Alarmanlage«. Wenn dieser Alarm überhört wird und die Schmerzen regelmäßig mit Schmerzmitteln »weggemacht« werden, dann muss der Körper immer stärkere Signale geben, um sich Gehör zu verschaffen. Es wird eine Symptomverstärkung provoziert. Diese Botschaft des Körpers richtet sich einerseits an die schmerzgeplagte Frau selbst, andererseits wird auch das Umfeld aufmerksam gemacht, dass etwas nicht stimmt. Der Schmerz kann ein unbewusster Hilferuf sein oder ein Versuch, Zuwendung, Fürsorge und Liebe zu bekommen.

Körperlicher Schmerz kann auch ein Ausdruck für den nicht aushaltbaren seelischen Schmerz sein. Menschen ertragen Körperschmerzen meist leichter als seelische Qualen, sodass der Seelenschmerz häufig in den körperlichen Bereich verschoben wird. Körperlicher Schmerz ist zudem gesellschaftlich akzeptierter als seelischer Schmerz und kann daher leichter im sozialen Umfeld gezeigt werden.

Was Sie tun können, um mit körperlichen Schmerzen besser zurechtzukommen

Wenn Sie häufig körperliche Symptome bzw. Schmerzen haben oder befürchten, körperlich krank zu sein, lassen Sie sich von einer Ärztin Ihres Vertrauens gründlich untersuchen. Manchmal ist dies ein sehr schwieriger Schritt, weil es bedeutet, sich und den eigenen Körper einer anderen – fremden – Person anzuvertrauen. Suchen Sie sich die Ärztin sorgfältig aus, das gilt besonders für die Frauenärztin. Informieren Sie sich bei Freundinnen oder anderen Menschen Ihres Vertrauens, wen sie empfehlen würden. Besprechen Sie mit der Ärztin, dass Sie Ängste haben und daher viel Kontrolle benötigen. Bitten Sie darum, dass Ihnen alles erklärt wird und die Ärztin die Untersuchung unterbricht, wenn Sie eine Pause benötigen. Wenn Sie unsicher sind, ob eine angeratene Operation wirklich notwendig ist, dann holen Sie eine zweite Meinung einer anderen Ärztin ein. Sie können sich auch an ein Frauengesundheitszentrum wenden.

Wenn eine organische Ursache Ihrer Beschwerden ausgeschlossen wurde und die Symptome als psychosomatisch eingeschätzt werden, dann konsultieren Sie nicht immer wieder neue Ärztinnen in der Hoffnung, dass doch noch jemand eine organische Ursache findet. Das setzt Sie nur weiteren belastenden Untersuchungen aus, die keine neue Perspektive bieten, sondern Ihren Heilungsprozess behindern.

INFO

Schmerzmittel

Nehmen Sie Schmerzmittel (Analgetika) nur so, wie Sie es mit Ihrer Ärztin besprochen haben. In Deutschland kann man viele Schmerzmittel in den Apotheken frei kaufen, was jedoch dazu führt, dass diese unkontrolliert eingesetzt werden und zu zahlreichen Komplikationen führen können.

Manche Schmerzen sollten durchaus mit Medikamenten behandelt werden, um zu verhindern, dass ein sich wiederholendes Schmerzerleben im sogenannten Schmerzgedächtnis gespeichert und hierdurch verstärkt wird. Dies kann durch den kontrollierten und wohldosierten Einsatz von Schmerzmitteln abgewendet werden.

Wenn hingegen zu häufig Medikamente eingenommen werden, kann es zu einer Abhängigkeit kommen; auch können Schmerzmittel selbst

Schmerzen auslösen, z. B. beim sogenannten Analgetika-Kopfschmerz. Hieraus entsteht unter Umständen ein Teufelskreis.
Als Alternative zu Schmerzmitteln können bestimmte antidepressive Medikamente eingesetzt werden. Diese verändern die Schmerzverarbeitung sowie das Schmerzerleben und erzeugen keine Abhängigkeit. Besprechen Sie das ggf. mit Ihrer Ärztin.

Finden Sie heraus, ob Ihr Körper Ihnen mit seinem Schmerz oder mit anderen Symptomen eine Botschaft senden will. Nutzen Sie hierfür auch Ihre Psychotherapie. Handelt es sich vielleicht um schmerzhafte Körpererinnerungen? Dann geben Sie dem seelischen Schmerz mehr Raum; hierdurch entlasten Sie Ihren Körper. Sitzt Ihre Wut im Körper fest? Dann bringen Sie Ihre Wut anders zum Ausdruck – schreiben oder malen Sie oder nutzen Sie konstruktive Wutventile (siehe S. 144ff.).

Üben Sie, auf die Signale Ihres Körpers zu achten, und nehmen Sie die Bedürfnisse Ihres Körpers ernst. Beginnen Sie damit, sich Ihrem Körper liebevoll zuzuwenden. Lassen Sie sich achtsam berühren oder ausstreichen. Gönnen Sie sich eine Massage. Gehen Sie in die Sauna, wenn das körperlich und psychisch möglich ist. Cremen Sie öfter Ihren Körper ein. Gehen Sie Ihre Liste mit angenehmen Aktivitäten durch und markieren Sie die Punkte, die Ihrem Körper guttun könnten. Finden Sie heraus, was Ihnen davon am meisten hilft, und wenden Sie das regelmäßig an – auch in Zeiten, in denen Sie sich wohlfühlen.

Sie können gezielt Imaginationsübungen einsetzen. Gut geeignet ist z. B. die Lichtübung (siehe S. 141f.). Sie können sie nochmals etwas abwandeln, indem Sie sich vorstellen, dass das Licht verspannte, schmerzhafte oder kranke Körperstellen besonders intensiv durchflutet und die unangenehmen Empfindungen beim Durchströmen Ihres Körpers mit sich fortnimmt.

»Viele sein« und besser miteinander klarkommen

Die ausgeprägteste Form zu dissoziieren ist die Dissoziative Identitätsstörung (DIS), früher Multiple Persönlichkeitsstörung (MPS) genannt. Hier war die erlebte Gewalt so extrem und so zerstörerisch, dass die Seele sich geradezu zersplittert hat, um überleben zu können. Die abgespaltenen Traumaerinnerungen werden also nicht nur im Traumagedächtnis, der Amygdala, abgespeichert, sondern diese massive Gewalt lässt abgetrennte Anteile der Persönlichkeit entstehen, die diese Erinnerungen quasi in personifizierter Form bewahren. Das Persönlichkeitssystem eines »multiplen« Menschen ist aber noch viel komplexer: Es gibt zumeist mehrere Anteile, die sehr kompetent den Alltag bewältigen, in der Regel aber keine Erinnerung an die Traumata haben, oft auch nicht wissen oder vehement verneinen, dass es noch andere Anteile gibt. Daneben gibt es »Innen-Kinder«, von denen einige die Traumaerfahrung speichern, andere sind hiervon unbelastet und bauen hilfreiche Beziehungen zu anderen Menschen auf. Dann gibt es noch beobachtende und beschützende Anteile. Für die Klientinnen am schwierigsten zu handhaben sind die sogenannten täter-identifizierten und täter-loyalen Anteile, da diese oft den Kontakt zu Tätern aufrechterhalten und von deren Ideologie meist überzeugt sind. Diese Anteile können den Heilungsprozess lange Zeit blockieren und sind daher für die »innere Auseinandersetzung« und Psychotherapie enorm wichtig.

Was Sie/Ihr tun können/könnt, um das Miteinander zu verbessern

Es sollte sehr sorgfältig geschaut werden, bevor die Diagnose einer Dissoziativen Identitätsstörung (DIS) gestellt wird, denn falsche Diagnosen können den Heilungsprozess enorm behindern. Die Diagnose DIS wird einerseits noch immer häufig übersehen, weil sich nicht alle professionellen Helfer*innen damit auskennen und weil es noch immer Zweifler an der

Existenz der Diagnose gibt. Menschen, die zu Unrecht die Diagnose einer multiplen Persönlichkeit erhalten, können andererseits davon erhebliche Nachteile haben, weil dann sehr viel Zeit mit der Arbeit daran verbracht wird, ohne dass diese weiterführt.

Für Ihre Selbsteinschätzung kann es hilfreich sein, die folgenden Screening-Fragen durchzugehen:

FRAGEN

Bin ich multipel?

- Haben Sie häufig längere Zeitlücken im Alltag?
- Können Sie sich an ganze Lebensabschnitte, z. B. an Ihre Kindheit, nicht mehr erinnern?
- Haben Sie verschiedene Handschriften bemerkt, z. B. im Tagebuch?
- Tragen Sie manchmal Kleidung, die Ihnen gar nicht vertraut erscheint, die Sie auch niemals anziehen würden?
- Vermeiden Sie es, in den Spiegel zu schauen?
- Werden Sie manchmal mit anderen Namen angesprochen? Von Menschen, die Sie gar nicht kennen?
- Gibt es Veränderungen in Ihrer Wohnung, an deren Durchführung Sie sich nicht mehr erinnern können?
- Finden Sie manchmal Gegenstände an ungewöhnlichen Orten, z. B. Handy im Mülleimer, Schlüssel im Eisfach o. Ä.?
- Finden Sie manchmal Spielzeug in der Wohnung – sofern nicht ohnehin Kinder in der Wohnung leben?
- Hören Sie manchmal Stimmen im Kopf, mit denen Sie sprechen können? Auch Kinderstimmen?
- Können Sie sich manchmal bei Handlungen »zusehen«, die Ihnen ganz und gar fremd erscheinen und die Sie nicht beeinflussen können?
- Haben Sie den Eindruck, dass es in Ihrem Inneren noch andere Personen gibt? Mit anderen Namen?
- Haben Sie häufig sehr starke Kopfschmerzen, für die es keine organische Ursache gibt?

Wenn Sie fast alle diese Fragen mit Ja beantwortet haben und die in den Fragen beschriebenen Symptome nicht auf Drogen oder neurologische Ursachen zurückzuführen sind, dann könnte es womöglich zutreffen, dass Sie multipel sind.

Wenn Sie bereits wissen oder vermuten, dass Sie multipel sind und psychotherapeutische Begleitung benötigen, dann suchen Sie sich hierfür eine Therapeutin, die sich mit dem Thema gut auskennt oder bereit ist, sich in diesem Bereich weiterzubilden. Oft sind auch Frauenberatungsstellen, z. B. Wildwasser, eine gute erste Anlaufstelle.

Eines der wichtigsten Themen für den Heilungsprozess und für die Psychotherapie ist – wie schon erwähnt – die »äußere Sicherheit«, d. h. die Frage, ob es heute noch Menschen gibt, die dem Körper von außen Gewalt zufügen oder androhen. Wenn dies der Fall ist, dann sollte dieses Thema mit absoluter Priorität bearbeitet werden, bis wirklich äußere Sicherheit hergestellt ist. Das ist oft schwierig, weil es ja Zeitlücken gibt, in denen auch Kontakt mit gefährlichen oder bedrohlichen Personen im Außen stattgefunden haben könnte. Zudem gibt es innerhalb des Persönlichkeitssystems meist sehr unterschiedliches Wissen und unterschiedliche Meinungen zum Thema Täterkontakt. Wenn es viele und lange Zeitlücken gibt, wenn der eigene Heilungsprozess nicht oder kaum vorankommt, wenn es häufige und unerklärliche Verletzungen gibt, dann ist die Wahrscheinlichkeit sehr groß, dass noch »Täterkontakt« besteht und dass auch noch Retraumatisierungen stattfinden. Dann ist es wichtig, dass die verschiedenen Persönlichkeitsanteile zu diesem Thema miteinander in Kontakt kommen, z. B. mithilfe »Innerer Konferenzen« und einem gemeinsamen Buch, in das alle hineinschreiben können. Das Schaffen äußerer Sicherheit kann sich über sehr lange Zeit erstrecken und mit etlichen Rückschlägen einhergehen. Doch Sicherheit ist eine unentbehrliche Voraussetzung für jeden weiteren Schritt in ein gewaltfreies und selbstbestimmtes Leben.

Ein weiteres wichtiges Ziel ist die Verbesserung der Kommunikation und Kooperation unter den einzelnen Persönlichkeitsanteilen. Meist gibt es sehr widersprüchliche Bedürfnisse und auch nicht nur konstruktive Formen, damit umzugehen – kein Wunder, da so viel Gewalt und Destruktives erlitten wurde. Es geht also darum, sich überhaupt kennen und akzeptieren zu lernen sowie ein Auskommen miteinander zu finden. Voraussetzung hierfür ist eine Bestandsaufnahme, wen es im Inneren alles gibt, z. B. mithilfe einer »Inneren Landkarte«. Insgesamt geht es darum, den Alltag gemeinsam besser zu bewältigen. Das beinhaltet z. B. Absprachen, wer welche Aufgaben übernimmt. Es geht auch darum, Zeitlücken zu vermindern, mehr Kontrolle über den eigenen Tagesablauf zu bekommen und mehr »Co-Bewusstheit zu entwickeln«, d. h. mehr voneinander mitzubekommen. Es geht auch darum, innere Konflikte konstruktiv austragen zu lernen und gemeinsame Lösungen zu entwickeln.

Für einige geht es irgendwann auch darum, die Traumatisierungen zu rekonstruieren und durchzuarbeiten sowie als Persönlichkeitssystem mehr zusammenzuwachsen. Das muss nicht automatisch bedeuten, dass alle verschmelzen und die Seele »simpel« statt »multipel« werden muss. Für manche ist Fusion ein wichtiger Schritt, andere wiederum entscheiden, viele oder einige zu bleiben, aber hierbei als System besser zusammenzuarbeiten.

Auswege aus selbstverletzendem Verhalten

Mit Selbstverletzungen sind Verhaltensweisen gemeint, bei denen dem Körper absichtlich und aktiv eine Verletzung zugefügt wird, z. B. Ritzen oder Schneiden an der Haut, Verbrennungen, tiefes Kratzen mit Hautverletzungen, Verletzungen durch Schläge und anderes mehr.

Auch bei selbstverletzendem Verhalten ist es wichtig, seine Funktionen herauszufinden, denn erst dann können Alternativen entwickelt werden. Wir betrachten also dieses heikle Symptom ebenfalls unter dem Ressourcenansatz, wobei keineswegs verharmlost werden soll, dass Selbstverletzungen schädigen und auch (lebens-)gefährlich sein können. Daher sollte unbedingt daran gearbeitet werden, dieses Verhalten abzubauen. Selbstverletzungen sind nicht mit Suizidversuchen gleichzusetzen; selbstverletzendes Verhalten ist eher ein verzweifelter Versuch, das Leben erträglicher zu machen, statt es zu beenden. Am häufigsten wird es eingesetzt, um schwer aushaltbare Spannungszustände zu unterbrechen, da nach der Verletzung die innere Spannung meist nachlässt. Dieser Effekt hält jedoch nur kurze Zeit an und löst daher das Grundproblem nicht, sondern schiebt es nur auf, bis die Spannung wieder ansteigt. Manchmal werden Häufigkeit und Schwere der Verletzungen gesteigert, um schneller wieder in diesen ersehnten Ruhezustand zu kommen. Das kann regelrecht süchtig machen und gefährlich werden.

Selbstverletzungen können aufgrund des sehr starken Reizes dissoziative Zustände beenden, sie »helfen« also dabei, sich im Hier und Jetzt, in der Realität wieder zu orientieren. Das Gefühl, lebendig zu sein, kann durch die Verletzung wieder zurückkehren. Eine Klientin beschrieb das folgendermaßen: *»Manchmal fühle ich mich wie tot und erstarrt. Wenn dann das Blut in der Wunde sichtbar wird, erinnere ich mich daran, dass mein Körper ja lebt. Auch der Schmerz hilft mir, mich wieder zu spüren. Dann bin ich kein Zombie mehr.«* Umgekehrt kann eine Selbstverletzung dazu führen, in einen dissoziativen Zustand hineinzugelangen, wenn etwas plötzlich unerträglich wird. Mit dem »Cut« wird dann das überflutende Gefühl oder eine Erinnerung abgeschnitten.

Eine Selbstverletzung kann eine Art Ventil für Wut und Aggression sein, manchmal sogar das einzige Ventil, wenn es noch nicht erlaubt ist, diese Wut angemessen zum Ausdruck zu bringen, oder wenn Angst besteht, die Wut nicht kontrollieren zu können. Dann kann es sich sicherer anfühlen, die Wut in Form einer Selbstverletzung gegen sich selbst zu richten.

Es kann auch sein, dass eine Frau mit der Selbstverletzung das wiederholt, was ihr früher angetan wurde. Die Verletzung ist dann wie eine Art Symbol oder eine Sprache für die erlebte Gewalt, wobei dies meist unbewusst abläuft. Gleichzeitig wird damit die erlebte Missachtung und Entwertung am eigenen Körper wiederholt.

Eine Selbstverletzung kann zudem die Aufgabe haben, sich selbst zu bestrafen, z. B. wenn ein (früheres) Redeverbot übertreten wurde. Schuldgefühle, wie wenig berechtigt auch immer sie sein mögen, können hierdurch womöglich reduziert werden. Oft steckt dahinter ein extrem negatives Selbstbild, das durch die früheren Verletzungen erzeugt wurde: *»Ich habe nichts anderes verdient.« »Ich bin schlecht.« »Mir darf es nicht gut gehen.«*

Die Selbstverletzung kann auch eingesetzt werden, um sich die eigene Stärke immer wieder zu beweisen, sich selbst zu versichern, dass man mit Entsetzlichem und Verletzendem zurechtkommt. Eine Haltung der Härte sich selbst gegenüber *(»Nur die Harten kommen in den Garten«)* kann diesem Verhalten zugrunde liegen oder aber im Lauf der Zeit daraus entstehen.

Manchmal werden Selbstverletzungen eingesetzt, um Kontrolle zurückzugewinnen, sich den eigenen Körper wieder anzueignen, der durch die Traumatisierungen massiv enteignet worden ist: *»Wenn ich mir selbst wehtue, dann bin ich diejenige, die entscheidet, wann ich das tue, wie ich das tue und wann ich damit wieder aufhöre!«*

Nicht zuletzt sind Selbstverletzungen ein (unbewusstes) Signal nach außen: ein Hilferuf, damit jemand wahrnimmt, dass die betroffene Frau in Not ist und Hilfe braucht. Dies ist oft dann der Fall, wenn sie noch wenig über das Erlebte sprechen kann und es sich kaum erlaubt, Hilfe und Unterstützung einzuholen und diese auch anzunehmen.

Was Ihnen helfen kann, Selbstverletzungen abzubauen

Um Selbstverletzungen abbauen zu können, ist es meistens erforderlich, eine Psychotherapie zu machen und dann gezielt an diesem Thema zu arbeiten. Insbesondere eine Psychotherapie mit traumatherapeutischem Schwerpunkt ist hierfür geeignet. Sie sollten offen mit Ihrer Psychotherapeutin über Ihre Selbstverletzungen sprechen und realistische Therapieziele vereinbaren. Erarbeiten Sie mit Ihrer Psychotherapeutin auch einen Selbstschutzvertrag.

Mit den Selbstverletzungen sofort und ganz aufzuhören, halte ich für ein unrealistisches Therapieziel. Das führt eher dazu, dass der Druck weiter ansteigt, Selbstverletzungen heimlich durchgeführt werden und dadurch noch ausgeprägtere Schuld- und Schamgefühle entstehen. Doch unterlassen Sie konsequent alle Verletzungsarten, die gefährlich sind oder die zu bleibenden Schäden führen können. Geben Sie dem Impuls, sich zu verletzen, nicht gleich nach, sondern versuchen Sie jedes Mal, die Verletzung hinauszuzögern und alternative Strategien einzusetzen. Finden Sie mithilfe Ihrer Psychotherapeutin heraus, welche Funktionen das selbstverletzende Verhalten für Sie hat, und erarbeiten Sie sich hierfür Alternativen. Erweitern Sie Ihren Notfallkoffer gezielt um diese Strategien. Probieren Sie alles Konstruktive aus, was Ihnen dazu einfällt. Probieren Sie dies immer wieder, auch wenn es nicht jedes Mal gelingt, die Selbstverletzung damit abzuwenden. Verhalten zu verändern, ist ein langer Prozess, der viel mit Übung, Disziplin und Durchhaltevermögen zu tun hat. Verlangen Sie sich nicht ab, etwas schon zu können, bevor Sie es gelernt haben! Auch das Aufschieben einer Selbstverletzung ist schon ein Erfolg. Vertrauen Sie darauf, dass dies im Lauf der Zeit und mit mehr Übung immer besser gelingen kann.

Wenden Sie die Hilfen aus Ihrem Notfallkoffer bereits dann an, wenn der innere Druck noch nicht so groß ist, dass Sie keinen anderen Ausweg mehr sehen als die Selbstverletzung. Üben Sie es, Ihren inneren Druck wie an einem Thermometer abzulesen und bereits bei niedrigeren Temperaturen vorbeugend einzugreifen.

Bei niedrigem oder mittlerem Druck helfen einfachere Maßnahmen. Je höher der innere Druck bereits ist, desto stärker oder drastischer müssen die Reize sein, die Ihnen helfen, das weitere »Aufheizen« zu verhindern. Solche drastischeren Reize sind z. B. intensiver Body-Work-out, sich mit einem Igelball die Hände rollen, ein Coolpack auf die Stirn oder auf den Arm legen, mit einem Gummiband am Arm schnipsen, in eine Peperoni beißen, Chili-Kaugummi kauen, scharfe Meerrettich-Creme essen, eine Kalzium-Tablette auf die Zunge legen, kalt duschen. Bei all diesen intensiven Reizen ist es allerdings wichtig, sie so zu dosieren, dass sie nicht ebenfalls selbstschädigend werden. Kaltes Duschen sollte also nur für ein bis zwei Minuten erfolgen, das Schnipsen mit dem Gummiband nur so weit, wie es keine Verletzungen erzeugt, das Coolpack nur so lange aufgelegt werden, dass keine Erfrierungen entstehen.

Wenn eine Selbstverletzung beim Reorientieren hilft, also dazu dient, dissoziative Zustände zu unterbrechen, erarbeiten Sie sich in Ihrer Psychotherapie Alternativen und übernehmen Sie diese in Ihren Notfallkoffer. Wenn Sie sich mit Selbstverletzungen vor Gefühlsüberflutungen schützen, dann lernen Sie, auf andere Weise mit Gefühlen umzugehen. Vor allem intensives körperliches Auspowern kann hierbei helfen. Wenn Sie sich selbst verletzen, weil noch Täterkontakt besteht, dann sollten Sie in Ihrer Psychotherapie mit aller Energie daran arbeiten, den Täterkontakt abzubrechen.

Wenn die Selbstverletzung vor allem ein Hilferuf ist, dann lernen Sie, sich auf andere Weise Hilfe zu holen. Üben Sie, sich an Menschen Ihres Vertrauens zu wenden, bevor Sie sich verletzen. Bereiten Sie diese Menschen darauf vor, dass Sie in einer solchen Situation anrufen könnten. Geben Sie ihnen eine Liste mit Notfallstrategien, sodass die andere Person Sie daran erinnern kann. Melden Sie sich bei einer Beratungsstelle, bei Ihrer Hausärztin oder Ihrer Psychotherapeutin. Rufen Sie die Telefonseelsorge an, wenn Sie sonst niemanden erreichen können. Nehmen Sie die Telefonnummern in Ihren Notfallkoffer mit auf.

Wenn all diese Methoden nicht ausreichend helfen, dann können Sie auch ein Bedarfsmedikament nehmen. Nehmen Sie nur das, was Ihnen Ihre Ärztin verschrieben hat, und nur in der angeordneten Dosierung. Nehmen Sie keinesfalls regelmäßig Benzodiazepine (klassische Beruhigungsmittel, z. B. Tavor, Diazepam etc.) ein, da diese sehr schnell abhängig machen können.

Wenn Sie sich nicht mehr ausreichend steuern können und auch Ihr Leben in Gefahr gerät, dann lassen Sie sich in eine Psychiatrische Klinik einweisen, bis Sie die Kontrolle über Ihr Leben wieder selbst übernehmen können (siehe auch den Abschnitt »Einweisung in die Psychiatrie«, S. 175).

Wenn das Leben in Gefahr ist – Suizidalität und Selbstschutz

Suizidgedanken, also Ideen, sich das Leben zu nehmen, kommen phasenweise bei fast allen traumatisierten Menschen vor. Das heißt nicht, dass auch alle einen Suizidversuch unternehmen oder real gefährdet wären. Für manche Menschen haben Suizidgedanken sogar eine entlastende Funktion, wie eine meiner Klientinnen formulierte: *»Immer wenn ich meine, ich schaffe das nicht mehr, dann beruhige ich mich damit, dass ich mich ja jederzeit umbringen kann. Das hilft mir, den Moment zu überstehen und weiterzumachen, bis es mir wieder besser geht.«*

Manche Menschen sehen aber phasenweise keinen anderen Ausweg mehr aus einer scheinbar unveränderlichen Situation, als sich selbst zu töten. Sie können dann tatsächlich gefährdet sein, diesem Impuls nachzugeben und ihrem Leben ein Ende zu setzen. *Hier ist dringend professionelle Hilfe erforderlich!*

Ein Suizid, also die vollendete Selbsttötung, ist unumkehrbar und für alle, die zurückbleiben, ein schreckliches und oft traumatisches Erlebnis, das bei den Zurückbleibenden meist schwere Schuldgefühle hinterlässt. Auch ein Suizidversuch, der nicht das Leben beendet, führt zu gravierenden Veränderungen im eigenen Leben und im Leben der Menschen, die der betroffenen Person nahestehen.

Suizidversuche haben nicht immer das Ziel, das eigene Leben tatsächlich zu beenden. Oft geht es auch darum, sich hierdurch Ruhe und eine Art Pause zu verschaffen. Ein solcher Suizidversuch erscheint dann eher wie eine Flucht – ein scheinbarer Ausweg, ein Schutz vor weiterer Gewalt und Verletzung oder vor der Anstrengung, das Leben im Hier und Jetzt bewältigen zu müssen. Menschen, die nach einem solchen Suizidversuch danach gefragt werden, sagen oft, dass sie nicht wirklich sterben wollten, aber müde und überfordert waren und diese »Auszeit« gebraucht hätten.

Oft ist ein Suizidversuch eine Art Hilferuf, wenn es anders nicht gelingt, sich Hilfe zu organisieren. Meist werden durch einen Suizidversuch andere Menschen aufmerksam, die eingreifen, um jemanden zu retten. Manchmal findet durch eine Einweisung in die Psychiatrie der erste Kontakt mit dem professionellen Hilfesystem statt. Suizidgedanken oder ein Suizidversuch können die ersten Schritte in eine Psychotherapie sein, wo zuvor noch eine größere Hemmschwelle bestand.

Jeder Suizidversuch sollte sehr ernst genommen werden. Zum einen können auch Suizidversuche, die als Hilferuf gemeint sind, schiefgehen und »versehentlich« zum Tod führen, zum anderen steckt hinter jedem Suizidversuch eine sehr tiefe Not, die wahrgenommen und auf die reagiert werden muss.

Wenn eine Frau traumatischem Stress bereits in der Kindheit und Jugendzeit ausgesetzt war, entwickelt sie oft erhebliche Zweifel an ihrer eigenen Existenz- und Lebensberechtigung, da ihr Leben schon so früh von Hass, Gewalt und Feindseligkeit bestimmt war. Diese Ablehnung durch Menschen, von denen eine Abhängigkeit bestanden hatte, wird häufig verinnerlicht und kann zu erheblichem Selbsthass und zu quälenden Selbstzweifeln führen. Suizidgedanken spiegeln dann diesen Selbsthass wider, wie eine meiner Klientinnen treffend formulierte:

»Mit mir muss doch was verkehrt sein, sonst wär mir doch das alles nicht passiert. Ich hab das ja verdient. Und ein besseres Leben hab ich auch nicht verdient. Am besten wär sowieso, ich wär gar nicht mehr da.«

Es brauchte viel Zeit und Unterstützung, bis diese Klientin mehr Selbstwertgefühl entwickelte und dann allmählich ihren Selbsthass abbauen konnte. Aber es war sehr befreiend für sie, in diesem Prozess immer weiter voranzukommen. Auch die Suizidgedanken wurden allmählich weniger. Sie konnte beginnen, dem Leben mehr Positives abzugewinnen und neue Perspektiven für sich zu entwickeln.

Was Sie selbst tun können, um sich und Ihr Leben zu schützen

Setzen Sie Gedanken und Pläne, sich das Leben zu nehmen, nicht in die Tat um!!! Dies ist ein unumkehrbarer Schritt! Morgen schon – oder vielleicht bereits in einer Stunde – würden Sie sich vielleicht anders entscheiden. Ihre Situation ist veränderbar. Sie können sich ein besseres und erfüllteres Leben aufbauen. Holen Sie sich so rasch wie möglich Hilfe! Geben Sie sich diese Chance!

Wenn Sie akut in eine gefährliche Krisensituation geraten, machen Sie keine Kurzschlusshandlungen! Setzen Sie Ihren Notfallkoffer umgehend ein. Verständigen Sie Menschen, die Ihnen nahestehen, und bitten Sie diese, Ihnen zu helfen.

Begeben Sie sich rasch in professionelle Behandlung: Nehmen Sie umgehend Kontakt mit Ihrer Psychotherapeutin, Ihrer Ärztin oder einer Beratungsstelle auf. Auch ein Anruf bei der Telefonseelsorge kann eine erste Hilfe sein. Nehmen Sie ggf. vorübergehend Medikamente ein, die Ihnen verordnet werden, um die Krisensituation zu überbrücken. Lassen Sie sich eventuell in eine Psychiatrie einweisen, wenn Sie für Ihre Sicherheit nicht mehr genug Eigenverantwortung übernehmen können.

INFO

Einweisung in die Psychiatrie

Man unterscheidet zwischen freiwilliger Aufnahme und Zwangseinweisung in eine psychiatrische Klinik oder Abteilung. Eine freiwillige Aufnahme hat einige Vorteile gegenüber einer Zwangsmaßnahme.

Freiwillige Aufnahme heißt, dass Sie sich selbst hierfür entscheiden, selbst die Initiative ergreifen oder die Aufnahme durch eine Person Ihres Vertrauens organisieren lassen. Das kann eine Freundin, Ihre Hausärztin oder Ihre Psychotherapeutin sein. Die aufnehmende Ärztin bzw. der Arzt entscheidet dann, ob Sie zunächst »geschlossen« behandelt werden sollten – d.h. Sie haben vorerst keinen Ausgang, weil Sie zu stark gefährdet sind – oder ob Sie von Anfang an Ausgang haben können. In der Regel werden Ihnen auch (vorübergehend) Medikamente verordnet, damit Sie zur Ruhe kommen und Abstand gewinnen können. In Absprache mit der behandelnden Ärztin werden die Dauer der Behandlung und der Entlassungstermin festgelegt. Meist wird auch die ambulante Weiterbehandlung vorbereitet. Bei einer freiwilligen Aufnahme haben Sie mehr Mitspracherecht.

Eine *Zwangsaufnahme* ist immer dann die Alternative, wenn Sie sich selbst oder andere Menschen in Gefahr bringen und dies nicht mehr steuern können. In der Regel wird man zuerst versuchen, Sie doch zu einer freiwilligen Aufnahme zu motivieren. Wenn dies nicht gelingt, können hierzu befugte Personen eine Zwangseinweisung veranlassen, z.B. Ärzt*innen oder Psychotherapeut*innen. Die Fahrt ins Krankenhaus kann unter Umständen mit Gewalt und Polizeieinsatz erzwungen werden. Da es sich hierbei um einen Freiheitsentzug handelt, müssen triftige Gründe vorliegen. Es gibt von Bundesland zu Bundesland zwar Unterschiede in den rechtlichen Details, innerhalb von 24 Stunden muss aber in jedem Fall eine Amtsrichter*in darüber entscheiden, ob ein Zwangsaufenthalt in einer Klinik notwendig und sinnvoll ist. Bei dieser Entscheidung wird auch festgelegt, wie lange dieser Aufenthalt dauern soll. Das kann von einigen Tagen bis max. sechs Wochen reichen. Nach Ablauf dieser Frist müsste neu von der Amtsrichter*in hierüber entschieden werden. Sie können gegen diesen Entscheid Widerspruch einlegen. Wenn Sie sich schneller als erwartet stabilisieren und nicht mehr suizidgefährdet sind, kann die Maßnahme in Absprache mit den Behandelnden verkürzt werden, selbst wenn eine Richter*in einen längeren Aufenthalt vorgesehen hat. Die Zwangseinweisung kann auch eine Zwangsbehandlung beinhalten, was bedeutet, dass man Sie zwingen kann, Medikamente einzunehmen. Alle Beteiligten werden jedoch Interesse daran haben, möglichst wenig Zwang anzuwenden, sofern Sie sich stabilisieren und bei der Behandlung aktiv mitwirken. Sie haben dennoch bei einer Zwangseinweisung weniger Mitbestimmungsmöglichkeiten, was Dauer und Entlassungstermin betrifft.

Von daher prüfen Sie für sich genau, ob nicht in einem ernsten Notfall auch eine freiwillige Behandlung in der Psychiatrie für Sie infrage kommt. Besprechen Sie dies bereits im Vorfeld mit Ihrer Psychotherapeutin oder Ihrer Ärztin.

Wenn Sie häufiger akute Suizidgedanken haben, dann erarbeiten Sie sich hierfür mithilfe Ihrer Psychotherapeutin einen umfangreichen Notfallkoffer, der Ihnen dabei hilft, wieder Abstand zu diesen Gedanken zu bekommen. Nutzen Sie Ihren Notfallkoffer konsequent und ergänzen und überarbeiten Sie ihn regelmäßig.

Bitten Sie Ihnen nahestehende Menschen um Unterstützung, sofern diese damit einverstanden sind und sich hiervon nicht überfordert fühlen. Vereinbaren Sie mit ihnen, dass Sie sie im Fall einer Krise anrufen können, und machen Sie mit ihnen aus, wie sie dann mit Ihnen umgehen sollen. Eine Unterstützungsperson sollte eine Liste Ihrer Notfallstrategien als Kopie vorliegen haben und Sie dann an hilfreiche Dinge erinnern. Vereinbaren Sie mit dieser Person sehr ernsthaft und verlässlich, dass Sie sich nicht umbringen werden, sondern sich stattdessen (professionelle) Hilfe holen. Erteilen Sie dieser Person bereits im Vorfeld eine Erlaubnis, dass sie professionelle Hilfe einbeziehen darf, wenn Sie miteinander nicht genug Sicherheit herstellen können.

Stellen Sie diese Vereinbarung nicht während der Krise infrage, sondern lassen Sie dieser Vertrauensperson den vereinbarten

Spielraum, im Sinn Ihrer Sicherheit und Ihres Überlebens zu handeln. Wenn Sie dies nicht tun, bringen Sie Ihr Gegenüber in einen schrecklichen Konflikt: Ihre Vertrauensperson erlebt mit, wie verzweifelt Sie sind, und hat schreckliche Angst, Sie zu verlieren. Gleichzeitig dürfte sie aufgrund Ihres Widerrufs der Vereinbarung aber nicht handeln, um Ihr Leben zu schützen, sondern müsste hilflos ertragen, dass Sie Ihr Leben vielleicht tatsächlich beenden. Hierdurch könnte auch Ihre Vertrauensperson traumatisiert werden. Besprechen Sie mit Ihrer Unterstützungsperson in regelmäßigen Abständen, ob sie diese Vereinbarung noch mittragen kann oder ob sie sich hiervon überfordert fühlt. Günstig wäre zudem, wenn es nicht nur eine Person, sondern mehrere gäbe, die sich auch untereinander absprechen und gegenseitig unterstützen können.

Wenn Sie häufige oder schwere suizidale Krisen haben, sorgen Sie unbedingt für professionelle Unterstützung, z. B. durch Ihre Psychotherapeutin. Denn dann wäre Ihr privates Umfeld hiermit überfordert. Respektieren Sie es, wenn eine Unterstützungsperson sich überlastet fühlt und Ihnen mitteilt, dass sie die Vereinbarung mit Ihnen nicht mehr aufrechterhalten kann. Versuchen Sie, dies nicht als persönliche Kränkung oder Ablehnung zu sehen, auch wenn es schwerfällt. Diese Person sorgt gut für sich und übernimmt nicht mehr Verantwortung, als sie tragen kann.

Setzen Sie nicht – wirklich niemals! – Suiziddrohungen ein, um jemanden zu manipulieren oder unter Druck zu setzen. Das zerstört Beziehungen, auf die Sie angewiesen sind. Es kann auch dazu führen, dass Sie in Ihrer Not weniger ernst genommen werden und nicht mehr die Unterstützung bekommen, die Sie so dringend benötigen.

Besprechen Sie Ihre Suizidgedanken offen in der Psychotherapie. Darüber zu sprechen ist in aller Regel entlastend. Auch können Sie dort gezielte Hilfestellung bekommen. Schließen Sie mit Ihrer Psychotherapeutin einen mündlichen und/oder schriftlichen Selbstschutzvertrag. Die schriftliche Form hat den

Vorteil, dass Sie ein Exemplar des Vertrags in der Hand haben, sodass Sie die Vereinbarung immer wieder nachlesen können. Das kann während einer Krise ein wichtiger Anker sein.

Nutzen Sie eine Phase, in der es Ihnen besser geht und in der Sie keine Suizidgedanken haben, um aufzuschreiben, was Sie alles im Leben hält, wofür es sich lohnt weiterzumachen und was Sie alles verlieren würden, wenn Sie Ihr Leben beenden. Bauen Sie dies in Ihren Notfallkoffer mit ein.

Schreiben Sie auch all die Schritte auf, die Sie in Ihrem Heilungsprozess schon geschafft haben: *Was gelingt Ihnen heute leichter als vor ein oder zwei Jahren? Worauf sind Sie stolz? Was hat Ihnen geholfen, immer wieder Mut zu fassen?* Ergänzen Sie Ihre Antworten regelmäßig und lesen Sie das Geschriebene immer wieder durch, wenn Sie Zweifel bekommen oder Ermutigung brauchen.

Was Sie als Nahestehende oder Angehörige tun können

Wenn Sie die Vermutung haben, dass Ihre Partnerin/Freundin/ Kollegin suizidgefährdet ist, sprechen Sie Ihre Befürchtung oder Sorge offen an und fragen Sie sie danach. Bieten Sie ihr Unterstützung an, aber achten Sie dabei gut auf Ihre eigenen Grenzen – überfordern Sie sich nicht!

Nehmen Sie Suizidäußerungen immer ernst. Holen Sie frühzeitig professionelle Hilfe, wenn Sie unsicher sind oder sich überfordert fühlen. Sie können sich mit Ihrer eigenen Not Unterstützung bei Ihrer Hausärztin oder in einer Beratungsstelle holen. Falls Sie sich selbst in Psychotherapie befinden, können Sie natürlich auch diesen Rahmen zur eigenen Entlastung nutzen.

Lassen Sie sich nicht zur Geheimhaltung verpflichten, wenn Sie in echter Sorge sind, dass ein sehr verzweifelter Mensch sich tatsächlich umbringen könnte. Falls es gefährlich werden sollte, zögern Sie nicht, eine Einweisung in eine psychiatrische Klinik zu veranlassen. Günstig ist, wenn Sie vorher miteinander darüber gesprochen und eine Vereinbarung getroffen haben, wie Sie sich in einer solchen Situation verhalten können und sollen. Im Zweifelsfalle hat das Überleben Ihrer Freundin Vorrang!

Sorgen Sie dafür, dass Sie selbst genug Unterstützung in dieser schwierigen Situation haben. Sprechen Sie mit Ihrer Freundin auch darüber, was es für Sie bedeutet, sie vielleicht zu verlieren.

Ermutigung am Ende des Kapitels

Dies war ein langes und sehr umfangreiches Kapitel über Folgen von Traumatisierungen und darüber, wie Sie hiermit konstruktiv umgehen können. An Ihrem Leben etwas zu verändern und zu verbessern, ist ein anstrengender und manchmal langwieriger Prozess, der nicht wie eine gradlinige Aufwärtskurve verläuft. Im Gegenteil gehören Rückfälle in alte Muster dazu und sollten nicht als Misserfolge gedeutet werden. Versuchen Sie eher, daraus zu lernen, und klopfen Sie sich immer wieder auf die Schulter, dass Sie nicht aufgeben, sondern immer wieder neue Wege suchen.

Als Ermutigung und Begleitung bei diesem manchmal mühevollen Weg möchte ich mit einem Gedicht schließen:

Autobiografie in fünf kurzen Kapiteln
von Portia Nelson

I
Ich geh die Straße hinunter.[32]
Da ist ein tiefes Loch im Bürgersteig.
Ich fall hinein.
Ich bin verloren … ich bin hilflos.
Es ist nicht meine Schuld.
Es dauert ein ganzes Leben,
da wieder herauszufinden.

II
Ich geh dieselbe Straße hinunter.
Da ist ein tiefes Loch im Bürgersteig.
Ich tu so, als würde ich es nicht sehen.
Ich fall wieder hinein.
Ich kann nicht glauben,
dass ich wieder am selben Punkt bin.
Aber es ist nicht meine Schuld.
Es dauert immer noch lange,
herauszukommen.

III
Ich geh dieselbe Straße hinunter.
Da ist ein tiefes Loch im Bürgersteig.
Ich seh es.
Ich fall wieder hinein … das ist die Gewohnheit.
Ich hab die Augen offen.
Ich weiß, wo ich bin.
Es ist meine Schuld.
Ich bin sofort wieder draußen.

IV
Ich geh dieselbe Straße hinunter.
Da ist ein tiefes Loch im Bürgersteig.
Ich lauf um das Loch herum.

V
Ich geh eine andere Straße hinunter.

2. Was Ihnen sonst noch helfen kann …

Struktur macht's leichter – im Alltag für sich sorgen

Wer keine feste Alltagsstruktur hat, muss jeden Tag neu sortieren und gestalten. Das erfordert mehr Kraft und Disziplin, als einem vorgegebenen Rhythmus zu folgen, auch wenn dieser sich fremdbestimmt anfühlen mag. Das Funktionieren im Alltag hat daher zwei Seiten: Das Funktionieren-Müssen kann eine große Belastung und Überforderung darstellen. Funktionieren-Können kann hingegen das Selbstwertgefühl stärken und zur Unterstützung des Heilungsprozesses beitragen.

Eine Frau, die jeden Morgen neu entscheiden muss, ob und wann sie aufsteht, um den Tag zu beginnen, hat vielleicht vordergründig mehr Freiheiten und Selbstbestimmung. Gleichzeitig muss sie jeden Morgen neue Gründe finden, wofür das Aufstehen sich lohnt. Wer hingegen aufstehen muss, weil Kolleg*innen auf der Arbeit warten, die Kinder versorgt werden müssen oder andere Aufgaben zu erledigen sind, mag sich hierdurch vielleicht eingeengt fühlen, muss aber nicht jeden Morgen den Sinn und Inhalt des Lebens neu erfinden. Wichtig ist allerdings, dass die Anforderungen so gestaltet sind, dass sie auch bewältigt werden können und nicht zur anhaltenden Überforderung werden.

Die folgenden Vorschläge haben einen stärkeren Aufforderungscharakter als andere Teile dieses Buches. Meine Erfahrung ist nämlich: Das alleinige Reden oder Lesen hilft nicht weiter, notwendig ist vielmehr das Tun.

Sorgen Sie für einen geregelten Tagesablauf. Gehen Sie früh genug ins Bett, um ausreichend Schlaf zu bekommen, und stehen Sie morgens nicht zu spät auf. Versuchen Sie, Ihre Berufstätigkeit oder andere Aufgaben so gut es geht aufrechtzuerhalten. Falls Sie sich von einer Vollzeitstelle derzeit überfordert fühlen, versuchen Sie eher, Stunden zu reduzieren, als die Tätigkeit ganz aufzugeben oder sich über viele Monate krankschreiben zu lassen. Wenn einzelne Teilbereiche im Beruf Ihnen schwerfallen, dann versuchen Sie durch Gespräche mit Kolleg*innen oder Vereinbarungen mit Vorgesetzten zu erwirken, dass Sie von diesen Teilbereichen (vorübergehend) entlastet werden. Versuchen Sie auch zu Hause, Aufgaben an andere zu delegieren. Doch geben Sie nicht alles ab. Sorgen Sie dafür, dass Sie bestimmte Tätigkeiten weiter ausüben, selbst wenn sie nicht erfüllend sind oder wenig Freude bereiten. Etwas zu schaffen stabilisiert das Selbstwertgefühl – und dies noch stärker, wenn es Sie Überwindung gekostet hat.

Planen Sie in Ihrem Alltag mindestens zwei bis drei Mal pro Woche Zeit für angenehme Tätigkeiten ein; nutzen Sie hierfür Ihre Liste (vgl. S. 90). Tun Sie dies auch dann, wenn es Ihnen noch wenig Freude bereitet oder wenn es Ihnen schwerfällt. Vielleicht haben Sie das Genießen noch nicht gelernt oder können es sich noch nicht erlauben. Indem Sie dennoch Angenehmes tun, eröffnen Sie sich die Möglichkeit, neue Erfahrungen zu machen. Planen Sie in Ihren Tagesablauf Zeiten ein, in denen Sie sich mit sich selbst beschäftigen und in denen Sie nicht gestört werden. In dieser Zeit können Sie Tagebuch schreiben, Bilder malen, Musik hören, Imaginationsübungen machen, sich mit Ihrem Inneren Kind beschäftigen, Ihren Körper verwöhnen oder etwas anderes tun, das Ihnen hilft, mit sich selbst in Kontakt zu kommen.

Nutzen Sie regelmäßig körperliche Bewegung oder Sport, mindestens ein- bis zweimal pro Woche. Das hilft, Stress und Spannung abzubauen, ein besseres Körpergefühl zu bekommen und den Körper gesund zu erhalten. Sehr gut geeignet sind Ausdauersportarten wie Walking, Jogging oder Fahrradfahren. Aber auch der Spaßfaktor soll nicht zu kurz kommen. Suchen

Sie sich also etwas aus, das Sie gerne machen. Nutzen Sie hierfür bestehende Sportgruppen mit festen Terminen, das erleichtert das »Sich-Aufraffen« und Sie können hierdurch Ihre sozialen Kontakte ausbauen.

Ernähren Sie sich ausgewogen, gesund und regelmäßig. *Regelmäßig* bedeutet, dass Sie mehrere Mahlzeiten pro Tag zu sich nehmen sollten, möglichst immer zu den gleichen Zeiten, damit Körper und Seele auch hier einen festen Rhythmus haben. Essen Sie viel Obst und Gemüse, reduzieren Sie ggf. den Verzehr von Frittiertem, von Fleisch und Wurstwaren. Bringen Sie Abwechslung in Ihren Speiseplan und planen Sie Zeiten für die Nahrungszubereitung ein. Fast Food ist ungesund und tut auch der Seele nicht gut. Nehmen Sie sich zum Essen genug Zeit und essen Sie achtsam. Führen Sie möglichst keine Problemgespräche während des Essens. Trinken Sie in ausreichender Menge (ca. zwei Liter pro Tag) Wasser, verdünnte Säfte und Tee. Der Konsum von anregenden Getränken wie Kaffee und Schwarztee sollte begrenzt sein und natürlich nicht in den Abendstunden erfolgen. Auch Alkohol sollten Sie nur in Maßen, keinesfalls täglich und nicht als Beruhigungsmittel einsetzen, da die Gefahr einer Abhängigkeit dann sehr groß ist.

Erstellen Sie sich einen Wochenplan, in den Sie Ihre Aufgaben, aber auch Ihre Pausen, Zeiten für sich selbst und Zeiten für angenehme Dinge eintragen. Sie können für verschiedene Aktivitäten unterschiedliche Farben verwenden. Hängen Sie sich diesen Plan auf und halten Sie sich daran. Sie können erledigte Punkte abhaken, um deutlich zu machen, dass Sie das geschafft haben.

Viele Frauen wünschen sich für ihren Heilungsprozess eine längere Auszeit, in der sie sich voll und ganz auf ihren inneren Prozess konzentrieren können. Bei allem Verständnis für dieses Bedürfnis habe ich doch immer wieder beobachtet, dass eine solche Auszeit zu Krisen führen kann. Wenn dafür sogar eine berufliche Tätigkeit aufgegeben wird und ein beruflicher Wiedereinstieg nicht mehr gelingt, wird für diese Auszeit ein sehr hoher Preis gezahlt. Auch Frauen, die nach längerer Zeit einer Krankschreibung Rente beantragen und bewilligt bekommen, haben es danach oft sehr schwer, wieder einen Einstieg in einen »normalen Alltag« mit den üblichen Anforderungen zu finden. Wer nicht mehr gefordert wird, kann das Gefühl für die eigenen Fähigkeiten verlieren. Hierdurch können sich große Ängste vor Anforderungen entwickeln. Eine Auszeit für den Heilungsprozess bedeutet auch, dem eigenen Kummer und Schmerz sehr viel Raum zu geben, sodass man sich darin verlieren kann. Es kann überflutend und überwältigend sein, sich nur noch mit der eigenen schmerzlichen Geschichte zu beschäftigen. Ein Gegengewicht kann dann fehlen.

Aus meiner Sicht sollte Traumatherapie so behutsam, langsam und vorsichtig gestaltet werden, dass die Alltagsstruktur und auch die Arbeitsfähigkeit aufrechterhalten bleiben. Aufenthalte in hierfür geeigneten Kliniken von üblicherweise vier bis sechs Wochen können dazu beitragen, Abstand von alltäglichen Belastungen zu finden. In dieser Zeit in einer Klinik ist es möglich, sich intensiv dem eigenen Prozess zu widmen und wieder Kraft für die Anforderungen des Alltags zu Hause zu schöpfen.

Anderen geht's ähnlich – Austausch mit Betroffenen

Die Öffentlichkeitsarbeit der vergangenen Jahre hat es traumatisierten Frauen erleichtert, ihr Schweigen zu überwinden und sich Unterstützung zu holen. Dennoch fühlen sich noch immer viele betroffene Frauen mit ihrer Situation und ihrer Not allein (gelassen). Für viele Betroffene ist es von entscheidender Bedeutung, sich mit anderen Frauen austauschen zu können und hierdurch zu erfahren, dass sie mit ihrer Not und ihren Gefühlen nicht allein sind. Auch der Austausch über Bewältigungsstrategien ist hilfreich und unterstützend.

Genauso wichtig ist es jedoch, diesen Austausch sehr achtsam zu gestalten, um sich nicht gegenseitig »anzutriggern« und hierdurch unnötig zu belasten. Auf das detaillierte Schildern einzelner Gewalterlebnisse sollte daher verzichtet werden. Für eigene Erfahrungen haben Menschen meist genau die passenden Schutzmöglichkeiten entwickelt, die nur so viel ins Bewusstsein dringen lassen, wie auch bewältigt werden kann. Werden Menschen aber mit den Geschichten anderer konfrontiert, kann es sein, dass das eigene Schutzsystem umgangen wird und daher nicht mehr funktioniert. Plötzlich tauchen neue Erinnerungen auf, oder die zugehörigen Gefühle werden spürbar(er). Der Austausch mit anderen Betroffenen sollte stärkend und unterstützend sein, nicht belasten oder gar Krisen auslösen. Daher sind entsprechende Vereinbarungen und Schutzregeln sowohl in Psychotherapie- und Selbsthilfegruppen als auch bei privaten Kontakten wichtig.

Wenn dies nicht beachtet wird und eine Frau detailliert ihre Gewalterfahrungen schildert, könnte sie sich selbst damit überfordern. Durch die Reaktion der anderen wird sie womöglich mit eigenen, bisher abgewehrten Gefühlen überflutet. Vielleicht drängen neue Erinnerungen an die Oberfläche, die sie noch nicht verkraften kann. Andererseits könnte auch die zuhörende Person überfordert sein, unter Umständen werden eigene Erlebnisse wachgerufen. Die Unterstützerin fühlt sich womöglich hilflos und entwickelt Schuldgefühle, weil sie nicht besser helfen kann. Sie könnte Angst haben, sich abzugrenzen, wenn ihr etwas zu viel wird, und sich dann aus Solidarität mehr zumuten, als ihr guttut. Möglich ist auch, dass sie in der Situation ihre eigene Überforderung nicht wahrnimmt und sich hinterher völlig erschöpft fühlt.

»Das ist ja wie ein neues Redeverbot«, habe ich manchmal von betroffenen Frauen gehört, denen es wichtig war, über das Erlebte zu sprechen. An dieser Stelle ist mir wichtig zu unterscheiden, dass es bei diesen Schutzregeln *nicht* darum geht, Täter zu schützen, sondern darum, sich gegenseitig vor Überforderung zu bewahren. Natürlich sollte es möglich sein, zu

benennen, *dass* es Übergriffe und Gewalt gegeben hat, damit andere nachvollziehen können, wie es einer Frau geht. Die Schilderung von Details, die bei anderen Betroffenen Erinnerungen und Bilder auslösen (können), ist aber dazu nicht erforderlich. Jede traumatisierte Frau hat eine Vorstellung davon, was Gewalt und Grenzverletzungen bedeuten, ohne dass sie hierfür Details hören müsste. Im Sinn der Ressourcenstärkung sollte im Austausch unter Betroffenen meines Erachtens das im Vordergrund stehen, was den eigenen Heilungsprozess fördert und tatsächlich weiterhilft. Es ist wichtig, sich gegenseitig Mut zu machen und Unterstützung anzubieten – natürlich auch hier unter Wahrung der eigenen Grenzen.

Traumaspezifische Selbsthilfegruppen können sehr stärkend sein, wenn diese Schutzregeln beachtet werden. Meiner Einschätzung nach sollte eine Selbsthilfegruppe zunächst von einer erfahrenen Gruppenleiterin begleitet werden, die darauf achtet, dass es genug Schutz und Sicherheit gibt. All diese Sicherungsmaßnahmen sind so wichtig, weil ein Trauma eine große Sogwirkung hat. Selbst im Erzählen einer alltäglichen Situation kann plötzlich bei einer Frau ein Traumafilm »losgehen«, ohne dass dies beabsichtigt war. Andere können davon wie gebannt oder gelähmt sein oder sogar in eigene Traumafilme hineingleiten. Die Leiterin kann in einer solchen Situation rechtzeitig eingreifen und dabei helfen, den Traumafilm zu stoppen. Wenn die Teilnehmerinnen der Gruppe mehrmals miterlebt haben, wie das Eingreifen und Begrenzen gelingt, trauen sie sich demnächst vielleicht selbst, in einer ähnlichen Situation aktiv zu handeln, sodass die Leitung immer weniger benötigt wird. Dieser Loslösungsprozess sollte allmählich erfolgen und die Leiterin sollte für einzelne Sitzungen auf Anfrage weiterhin zur Verfügung stehen.

Auch der Austausch mit Freundinnen und Freunden kann mit ähnlichen Schutzregeln erleichtert werden. Es ist meist hilfreich, offen darüber zu sprechen, wie Sie miteinander sprechen wollen und was die Beteiligten sich hierfür wünschen.

Ich möchte in diesem Kapitel auch auf die Möglichkeiten des Austauschs im digitalen Raum eingehen, da sich hier in den letzten Jahren vieles getan hat. Es gibt zahlreiche Chats und Foren, in denen sich Betroffene zu jeder Tages- und Nachtzeit austauschen können. Die Anonymität kann es erleichtern, sich zu öffnen und von anderen zu hören, denen es ähnlich geht. Ich habe Klientinnen kennengelernt, die ihr selbstverletzendes Verhalten dadurch vermindern konnten, dass sie sich bei Selbstverletzungsdruck in einem Chatroom Unterstützung geholt haben. Denn anders als bei der Psychotherapeutin ist im Chat immer jemand zu erreichen. Aber ich möchte keineswegs die Gefahren dieser virtuellen Hilfen übergehen. Aufgrund der Anonymität sind Betroffene zwar geschützt – die Täter, die einen Chat aufsuchen, aber ebenso. Viele Täter kennen die Foren und chatten mit. Es ist also nicht sicher, von welchen Menschen Sie dort Antwort erhalten. Es ist auch nicht sicher, ob dort Menschen versuchen, andere zu manipulieren und zu verletzen. Das kann so subtil ablaufen, dass es der Kontrolle der Chatadministration entgeht. Passen Sie also gut auf sich auf, wenn Sie solche Foren nutzen!

Es ist eine allgemeine gesellschaftliche Entwicklung – nicht zuletzt durch die Pandemie massiv verstärkt –, dass leibhaftige Sozialkontakte zunehmend durch virtuelle Kontakte ersetzt werden und dass das Leben sich mehr und mehr im digitalen Raum abspielt. Insbesondere Betroffene, denen Kontakt zu anderen Menschen ohnehin Angst macht, schätze ich als sehr gefährdet ein, sich noch weiter zurückzuziehen und dadurch ihre Fähigkeiten zur Kontaktgestaltung im realen Leben immer mehr einzubüßen. Das kann zu einer sehr einengenden Vermeidungsstrategie werden und hat zudem ein nicht zu unterschätzendes Suchtpotenzial. Achten Sie also darauf, auch soziale Kontakte im realen Leben beizubehalten oder auszubauen.

Beratungsstellen – wie sie Ihnen helfen können

Für viele betroffene Frauen ist es sehr hilfreich, sich in Beratungsstellen Unterstützung zu holen. In der Regel sind dort schneller Termine zu bekommen als bei einer Psychotherapeutin, bei der meist längere Wartezeiten bestehen. Manche Frauen haben zudem eine größere Hemmschwelle vor einer Psychotherapie als vor einer Beratungsstelle. Die Mitarbeiterinnen und Mitarbeiter einer Beratungsstelle sind meist gut ausgebildet und können in vielen Fragen weiterhelfen. Für die Beratung besteht Schweigepflicht, oft sind die Beratungen kostenfrei oder gegen einen geringeren Betrag möglich, als dies in der Psychotherapie üblich ist.

Für Frauen, die (sexualisierte) Gewalt erfahren haben, gibt es verschiedene Anlaufstellen: Vereine wie »Frauen helfen Frauen e. V.« und Frauenberatungsstellen unterstützen vor allem bei häuslicher Gewalt. Frauennotrufe oder »Notrufe für vergewaltigte Frauen und Mädchen e. V.« sind vor allem Anlaufstellen für Frauen, die sexualisierte Gewalt erlebt haben, wobei dies nicht nur auf Vergewaltigungen im rechtlichen Sinn beschränkt ist. Neben entlastenden Gesprächen zur Krisen- oder Alltagsbewältigung können Fragen zur rechtlichen Situation geklärt werden sowie Adressen von Anwältinnen, ggf. auch Ärztinnen oder Psychotherapeutinnen genannt werden, die sich mit der Thematik auskennen. Bei Bedarf wird der Kontakt zu einem Frauenhaus vermittelt, in dem eine Frau Zuflucht finden kann, die von akuter Gewalt betroffen oder bedroht ist. Unter Umständen gibt es Unterstützung im Umgang mit öffentlichen Einrichtungen wie Jugend- oder Sozialamt sowie Polizei und Gerichten. Oft werden angeleitete Selbsthilfegruppen angeboten. Vereine oder Initiativen gegen sexuelle Gewalt in der Kindheit wie z. B. Wildwasser, Allerleirauh, Alraune, Brennessel, Silberdistel, Schattenriss, Zartbitter, Zornröschen u. a. sind Anlaufstellen für erwachsene Frauen, die in ihrer Kindheit oder Jugendzeit traumatisiert wurden, aber auch für Mädchen (manche auch für Jungen), die sexuelle Übergriffe erlebt haben oder noch erleben. Neben Einzelberatungen gibt es meist auch angeleitete Selbsthilfegruppen zur Stabilisierung. Ein wichtiger Bestandteil ist Präventionsarbeit, um das Ausmaß sexueller Gewalt langfristig zu vermindern.

All diese genannten frauenspezifischen Beratungsstellen machen neben den Beratungen in hohem Maß Öffentlichkeitsarbeit, um über (sexuelle) Gewalt gegen Frauen aufzuklären, Vorurteile abzubauen und Betroffenen Unterstützungsmöglichkeiten nahezubringen. Hier geht es zudem darum, auf politischer Ebene Forderungen und Vorschläge zu unterbreiten und hierdurch gesamtgesellschaftliche Veränderungen voranzubringen.

Neben diesen Beratungsstellen, die zum großen Teil aus der Frauenbewegung hervorgegangen sind, gibt es weitere Beratungsstellen, zum Teil mit bestimmten Schwerpunktthemen, z.B. Sucht- und Drogenberatungsstellen, Mobbingberatung, Beratung für Menschen mit Migrationshintergrund, Traumazentren, Ehe- und Familienberatung, Pro Familia mit dem Schwerpunkt Familienplanung, Schwangerschaftskonfliktberatung, Sexualberatung, Sozialdienst katholischer Frauen, diakonische Beratungsstellen zu verschiedenen Schwerpunkten, Caritas-Beratungsstellen, Erziehungsberatung, AIDS-Beratungsstellen, Anlaufstellen für queere Menschen, Treffpunkte für Menschen mit psychischen/psychiatrischen Erkrankungen, Beratung für Arbeitslose, Sozialhilfe-Empfänger*innen usw.

Eine Beratung kann Ihnen dabei helfen, eine Lebenskrise leichter zu bewältigen und den Alltag wieder in den Griff zu bekommen. Sie kann eine Überbrückung sein, bis Sie einen Psychotherapieplatz finden. Manchmal kann eine Beratung auch dafür genutzt werden, eine laufende Psychotherapie zu überprüfen, bei der Sie sich unsicher sind, ob sie Ihnen nützt oder schadet. In der Beratung können Sie sich dann darauf vorbereiten, Ihre Bedürfnisse, Wünsche oder Kritik innerhalb Ihrer Psychotherapie anzusprechen, um eine Veränderung zu bewirken. Falls dies nicht möglich ist und Sie den Eindruck haben, dass die Psychotherapie Ihnen schadet, oder wenn Sie in der Therapie sogar Missbrauch erleben, dann kann eine Beratung dabei helfen, eine solche Therapie zu beenden und einen anderen Therapieplatz zu finden.

Einige Beratungsstellen bieten Beratungen über einen längeren Zeitraum an, bisweilen haben einzelne Mitarbeiter*innen eine psychotherapeutische Zusatzqualifikation, sodass neben der Beratung auch psychotherapeutische Angebote gemacht werden können. Was Ihnen eine Beratungsstelle im Einzelnen anbieten kann, ist sehr unterschiedlich. Daher fragen Sie genauer nach, um die Möglichkeiten gut für sich auszuloten.

Wenn Sie auf der Suche nach einer geeigneten Beratungsstelle sind, können Ihnen vielleicht die im Anhang aufgeführten Internetadressen weiterhelfen, unter denen Sie Beratungsstellen in Ihrer Umgebung abfragen können.

Ihr Umfeld – Liebe und Freundschaft geben Halt

Soziale Beziehungen sind sehr wichtig im eigenen Heilungsprozess – gleichzeitig werden sie durch diesen oft auch belastet. Das stellt für beide Seiten eine Herausforderung dar. Das kann bedeuten, dass die Beteiligten durch diesen gemeinsamen Prozess wachsen, neue Dinge hinzulernen, mehr Tiefe und Verständnis für sich selbst und andere Menschen entwickeln. Doch es kann auch sehr viel Kraft kosten, mitzuerleben wie viel Leid einem Menschen zugefügt wurde und wie mühsam manchmal der Heilungsprozess ist. Für die begleitende Person ist es daher sehr wichtig, gut für sich selbst zu sorgen, was nicht immer leicht ist. Noch schwieriger wird es, wenn eine Unterstützerin oder ein Unterstützer selbst Gewalterfahrungen gemacht hat, sodass durch die Begleitung einer betroffenen Frau immer wieder eigene Erlebnisse wachgerufen werden. Es ist wichtig, sich über die eigenen Bedürfnisse und Grenzen auszutauschen, um sich vor Überforderung zu schützen. Ich möchte in diesem Abschnitt daher nicht nur betroffene Frauen selbst, sondern auch die Unterstützer*innen ausdrücklich mit ansprechen.

Es ist wichtig, dass einer traumatisierten Frau geglaubt wird und dass ihr Erleben nicht infrage gestellt wird, wenn sie von ihren Erfahrungen berichtet – selbst wenn das, was sie erlebt hat, unglaublich erscheint. Wenn die unterstützende Person sich von den Schilderungen überfordert fühlt, sollte sie ihre Grenzen deutlich machen und dabei möglichst von sich selbst sprechen. *»Es wird mir zu viel, das zu hören, es überfordert mich …«* Das ist für die Betroffene meist leichter anzunehmen als Sätze wie z. B.: *»Es ist nicht gut für dich, wenn du dich damit beschäftigst.«* Auch hier sollten beide darauf achten, dass die Berichte keine detaillierten Traumaschilderungen enthalten, damit es nicht zu Kontrollverlusten kommt.

Traumatisierte Menschen brauchen andere, die ihnen Mut machen und an sie glauben, auch wenn sie diese wohlwollenden Menschen manchmal zurückweisen. Die Nähe zu einem anderen Menschen berührt, und Berührung kann wehtun, wenn sich darunter alter unverarbeiteter Schmerz verbirgt. Das »stachelige« Verhalten ist dann ein Schutz, das sollten unterstützende Menschen möglichst nicht aus den Augen verlieren. Es ist eine hohe Kunst, solche »Abfuhren« nicht persönlich zu nehmen. Und es wäre hilfreich, sich davon nicht abschrecken zu lassen, aber auch ehrlich die eigenen Gefühle und Grenzen zu benennen, wenn eine Zurückweisung wehtut.

Unterstützende Personen sollten eigene Sorgen und Probleme nicht unter den Tisch kehren. Es ist wichtig, dass auch diese Themen Raum finden, sonst entsteht ein starkes Ungleichgewicht, das irgendwann die gesamte Beziehung gefährden kann. Es tut beiden Seiten gut, wenn die Rollen sich abwechseln und Unterstützung gegenseitig stattfindet. Traumatisierte Menschen haben immer auch Kompetenzen und Möglichkeiten, andere zu unterstützen, dies sollten beide Seiten nicht vergessen und in den Kontakt miteinbeziehen. Oft ist es hilfreich, offen darüber zu sprechen, wie es Ihnen miteinander geht, und manche Verhaltensweisen zu ändern, um die Beziehung zu verbessern.

Wenn eine traumatisierte Frau ständig in Krisen gerät oder ihr eigenes Leben gefährdet, ist es wichtig, professionelle Hilfe einzubeziehen. Das kann eine Beratungsstelle, die Hausärztin, die Psychotherapeutin oder ggf. auch eine Klinik sein. Vor allem in solchen Situationen ist es wichtig, dass sich unterstützende Menschen nicht überfordern, sondern rechtzeitig Hilfe holen. Es ist unerlässlich, die eigenen Grenzen achtsam wahrzunehmen und nicht immer wieder zu überschreiten. Oft braucht auch die unterstützende Person einen eigenen geschützten Raum, in dem sie über ihre Gefühle, Bedürfnisse, Grenzen etc. sprechen kann, z. B. in einer eigenen Psychotherapie oder in einer Beratungsstelle. Das kann besonders bedeutsam sein, wenn durch den Kontakt eigene Traumaerfahrungen berührt werden.

Ein weiteres großes Problemfeld ist die Frage, wie Unterstützungspersonen mit (früheren) Tätern umgehen. Wenn eine traumatisierte Frau den Kontakt zu einem Täter abbrechen will, sollte sie von unterstützenden Personen und ihren Angehörigen darin bestärkt werden; diese sollten dann selbst auch keinen Kontakt mehr aufrechterhalten, auch wenn dies schwerfällt. Das Vertrauen zueinander wird sonst massiv gestört. Wenn die betroffene Frau den Täterkontakt aufrechterhalten will, ist das für Unterstützende manchmal sehr schwer auszuhalten. Hier sollten ebenfalls die Grenzen des Erträglichen deutlich benannt werden. Begleitende Menschen haben oft sehr viel Wut und Hass auf die Täter und wissen manchmal nicht so recht, wohin damit. Dies im Kontakt mit der Frau anzusprechen, kann ihr einerseits helfen, mehr Zugang zur eigenen Wut zu bekommen. Es kann aber auch dazu führen, dass die Frau den Täter in Schutz nehmen muss oder sich bei ihr die Angst vor der eigenen Wut noch verstärkt. Wenn Begleiter und Unterstützerinnen sehr starke Hass- und Wutgefühle haben, ist es oft hilfreicher, diese an anderer Stelle zum Ausdruck zu bringen als im direkten Kontakt mit der betroffenen Frau.

Besonders in Partnerschaften wirkt sich das Trauma meist auch auf die körperliche Ebene aus. Körperliche Nähe und Sexualität können mit Ängsten, unangenehmen Gefühlen und belastenden Körpererinnerungen einhergehen oder unmöglich sein. Möglicherweise wird der Partner oder die Partnerin mit einem Täter verwechselt. Das sind für beide besonders schwierige Situationen. Wichtig ist vor allem, dass einerseits alle Grenzen einer traumatisierten Frau immer respektiert werden und andererseits darüber gesprochen wird, was in solchen Situationen geschieht und was die betroffene Frau dann braucht. Wichtig erscheint mir auch, dass die körperliche Ebene nicht völlig ausgeklammert wird, sondern dass Formen körperlicher Begegnung gefunden werden, die für beide angenehm sind und die keine Bedrohungsgefühle auslösen. Das kann eine Kopf- oder Fußmassage sein, Abklopfen, Ausstreichen ohne Hautkontakt oder vieles andere mehr.

Eines der wichtigsten Prinzipien für eine gelungene Beziehung oder Partnerschaft ist aus meiner Sicht, dass dem Trauma zwar angemessen viel Raum gegeben wird, dass dieser Raum aber auch begrenzt wird und umso mehr alles Schöne, alles Verbindende, alles Kraftgebende sowie alle Leichtigkeit und Heiterkeit gehegt und gepflegt werden.

Viele traumatisierte Frauen haben einen guten Zugang zu Tieren oder besitzen sogar ein oder mehrere Haustiere. Tiere sind sehr gute Begleiter im Heilungsprozess. Sie nehmen meist sehr genau Stimmungen und Befindlichkeiten wahr; ihre Liebe und ihr warmes weiches Fell können sehr tröstlich sein. Manche Tiere haben ebenfalls eine schwere Geschichte hinter sich – ihren Prozess des Wiedervertrauens und der Annäherung mitzuerleben, kann eine große Hilfe dabei sein, sich selbst neue Schritte zuzutrauen. Ein unbeschwertes Tier, das auf die Liebe und Zuwendung positiv reagiert, kann ebenfalls ein wichtiges

Begleitwesen sein, das vormacht, wie sich Liebe, Lebendigkeit und Lebensfreude anfühlen. Falls Sie noch kein Tier haben, sich aber danach sehnen, können Sie Tiere vorübergehend in Pflege nehmen, Ihre Freunde und Freundinnen vielleicht sogar damit entlasten. Sie können Kontakt zu Tierheimen aufnehmen und nachfragen, ob dort Ihre Unterstützung gebraucht wird. Auch Kuscheltiere tun meist sehr gut – können aber nicht so schön schnurren oder mit dem Schwanz wedeln ☺.

Natur und Spiritualität – das Größere, das trägt

Viele traumatisierte Menschen schöpfen Kraft und Zuversicht aus ihrer Spiritualität. Hiermit kann die Zugehörigkeit zu einer der großen Weltreligionen gemeint sein, aber auch die ganz individuelle Verbundenheit mit einer größeren Kraft, die nicht genauer definiert werden muss. Die Anbindung an etwas Größeres kann helfen, das eigene Erleben in einen anderen Zusammenhang zu bringen und hieraus Zuversicht und Mut zu gewinnen. Viele Menschen finden in der Spiritualität zudem Antworten auf Sinnfragen.

Spiritualität kann bei der Bewältigung von Traumatisierungen viel Kraft geben. Es kann aber auch sein, dass durch ein Trauma die eigene Spiritualität massiv erschüttert wurde. Der Glaube an eine gute Kraft, die beschützt und behütet und Gerechtigkeit walten lässt, kann grundsätzlich infrage gestellt sein. Hadern und hilfloser Zorn, tiefste Enttäuschung und Verbitterung können die Folge sein. Viele Menschen verlieren (vorübergehend) den Zugang zur Spiritualität. Sich diesen Zugang neu zu ergründen, vielleicht auch eine tiefere und reifere Form der Spiritualität zu entwickeln, kann sehr herausfordernd und sehr belebend sein. Dies »führt bei den Überlebenden oft zu einer neuen Lebensphilosophie, in der das dem seelischen und physischen Tod abgetrotzte Leben wieder als eine Kostbarkeit wahrgenommen wird«.[33]

Besonders schwer haben es sicherlich Menschen, die in einem religiösen Umfeld traumatisiert wurden, z. B. durch kirchliche Mitarbeiter, durch Sekten oder dogmatische Glaubensgemeinschaften, durch religiöse Gruppierungen, die von einem unerbittlichen und strafenden Gottesbild ausgehen etc. Noch extremer sind die grausamen Verbrechen innerhalb satanischer Sekten und Kultkreise. Wer Derartiges erlebt hat, wurde auch massiv in der eigenen Spiritualität traumatisiert und hat es besonders schwer, einen Zugang zu einer »gesunden« und heilsamen Spiritualität zu finden, die frei ist von Gewalt und (Psycho-)Terror. Es ist wichtig, sich zu nichts zu zwingen oder zwingen zu lassen. Und es ist auch zu respektieren, wenn Menschen sich gegenüber Religion oder Spiritualität ganz verschließen.

Wenn Sie auf der Suche nach einem für Sie passenden spirituellen Weg sind, dann achten Sie auch in diesem Bereich darauf, dass Ihre Grenzen geachtet werden und dass Sie Ihren freien Willen und Ihre Selbstbestimmung nicht aufgeben müssen. Die Sehnsucht nach Einbindung und Zugehörigkeit wird leider immer wieder von Einzelnen oder Gruppen dazu benutzt, Menschen auszubeuten oder zu kontrollieren. Dies geschieht nicht nur in namentlich bekannten Sekten – auch in esoterischen Kreisen, im Umfeld von Gurus, in muslimischen, in christlichen, in buddhistischen, in jüdischen oder in anderen Glaubens- und spirituellen Gemeinschaften kann es dogmatische Gruppen oder einzelne Personen geben, die ihre Machtstellung missbrauchen. Wenn Sie den Verdacht haben, dass Sie sich in Kreisen bewegen, die Ihnen nicht guttun oder die Ihrem Heilungsprozess abträglich sind, dann sprechen Sie mit außenstehenden Menschen darüber und lassen Sie sich ggf. beraten, ob es notwendig ist, dass Sie diese Gruppe verlassen.

Der Zugang zu guten und hilfreichen spirituellen Kräften ist sehr vielfältig. So kann auch die Beschäftigung mit den Kreisläufen der Natur helfen, schmerzliche Erfahrungen zu überwinden. So wie im Herbst die Blätter fallen und im Winter die

Eiseskälte alles erstarren lässt, so fühlen sich oft Menschen, die Gewalt oder Verluste erlitten haben. Doch jedem Winter folgt ein Frühling, in dem das Leben neu erwacht und mit aller Kraft neues Grün hervorbringt. Die Knospen an den Bäumen, aus denen dann die neuen Blätter treiben, sind im Herbst schon angelegt und warten nur auf ihre Zeit. Werden und Vergehen und neues Werden sind auch die Zyklen unseres menschlichen Daseins. Wenn die Trauer gerade alles überschwemmt, ist es schwer, an das zu glauben, was bleibt und was auch neu entstehen kann. Und dennoch ist es immer da.

Es kann sehr heilsam sein, zu dieser spirituellen Kraftquelle (wieder) Zugang zu finden. Suchen Sie Orte auf, die Sie mit dieser heilenden Energie verbinden – und wenn Sie hierfür einen Zugang haben, dann bitten Sie dort vielleicht um Beistand. Ob dieser Ort eine Kirche, eine Moschee, eine Synagoge, ein Tempel, ein Platz in Ihrer Wohnung oder die freie Natur ist, spielt nur eine untergeordnete Rolle.

Da die Natur am wenigsten ideologisch überlagert und fast allen Menschen zugänglich ist, möchte ich an dieser Stelle die Baumübung[34] vorstellen, die Ihnen dabei helfen kann, Zugang zu einer größeren Kraft zu finden. Ein Baum ist ein Symbol für Stärke und Halt; große Bäume sind gut in der Erde verankert und können aufgrund ihrer Biegsamkeit starke Stürme und Belastungen überstehen. Bäume können sich von Licht, Wasser und Luft ernähren und dabei all die vielen Blätter, Äste und manchmal auch Früchte hervorbringen.

Im Laufe der Übung wird Ihnen die Möglichkeit angeboten, mit dem Baum zu verschmelzen oder auch nicht. Wählen Sie hierfür die Variante, die Ihnen mehr zusagt und mit der Sie sich sicherer fühlen.

ÜBUNG

Baumübung

Einleitung der Übung wie oben auf Seite 74 beschrieben.

Wenn Sie so weit sind, dann lade ich Sie ein, sich vor Ihrem inneren Auge eine Landschaft vorzustellen, in der Sie sich wohlfühlen und gerne aufhalten. Diese Landschaft kann real existieren oder nur in Ihrer Fantasie vorhanden sein. Und nun stellen Sie sich in dieser schönen Landschaft einen Baum vor, der Ihnen gefällt. Wenn Sie mögen, gehen Sie zu diesem Baum und betrachten Sie ihn. Und nun nehmen Sie seinen Stamm wahr, seine Äste, seine Blätter. Nehmen Sie auch die Farben und Formen achtsam wahr. Vielleicht möchten Sie den Baum berühren. Nehmen Sie wahr, wie sich seine Rinde unter Ihrer Hand anfühlt. Vielleicht möchten Sie sich an den Baum anlehnen oder ihn umarmen.

Wenn es Ihnen angenehm ist, können Sie in Ihrer Vorstellung auch mit dem Baum verschmelzen. Dann können Sie nachempfinden, wie es ist, ein Baum zu sein.

Wenn Sie *nicht* mit dem Baum eins werden wollen, dann betrachten Sie ihn von außen und nehmen von außen wahr, wie es ist, Wurzeln zu haben, die in die Erde reichen, und von dort Nahrung aufnehmen zu können, oder wie es ist, Blätter zu haben, die das Sonnenlicht aufnehmen und in Nahrung verwandeln können.

Und wenn Sie mögen, können Sie sich nun überlegen, womit Sie selbst jetzt gerade genährt und versorgt werden möchten. Vielleicht ist es körperliche Nahrung – vielleicht Nahrung für die Seele oder Nahrung für den Geist –, vielleicht auch spirituelle Nahrung. Benennen Sie Ihr Bedürfnis so genau wie möglich. Und dann können Sie sich vorstellen, dass Sie von dem Baum oder von der Erde oder von der Sonne jetzt genau die Nahrung erhalten, die Sie sich wünschen. Vielleicht nehmen Sie sogar wahr, wie Sie hierdurch wachsen.

Wenn Sie das Gefühl haben, nun gut genährt zu sein, lösen Sie sich allmählich von Ihrem Baum. Sie können immer wieder zu diesem Baum zurückkehren, um sich von ihm nähren und Halt geben zu lassen. Verabschieden Sie sich nun ganz bewusst von Ihrem Baum. Vielleicht mögen Sie sich noch bei ihm für seine Unterstützung bedanken.

Dann kehren Sie, ganz in Ihrem Tempo, allmählich zurück in diesen Raum, auf Ihren Platz. Sie nehmen den Boden unter Ihren Füßen oder Ihre Unterlage wieder wahr. Recken. Strecken. Räkeln. Gähnen. Die Augen öffnen und sich wieder im Raum orientieren.

Vielleicht gibt es auch in der realen Natur einen Baum, den Sie regelmäßig aufsuchen und von dem Sie sich Kraft, Halt und Trost holen können. Nutzen Sie die Kraft und Weisheit der Natur, um sich in Ihrem Heilungsprozess davon begleiten und tragen zu lassen.

In diesem Sinn möchte ich mit einem Gedicht schließen und Ihnen für Ihren Heilungsprozess viel Kraft und Zuversicht wünschen.

Göttinnensegen

Mög' die Göttin Dich segnen,
Dir ein warmer Wind begegnen.
Mög' das Flüstern im Baum
Behüten Deinen Traum.
Mög' der Himmel vereinen
Dein Lachen und Weinen.

Simone Rosemarie Theobald[35]

Dank

Dieses Buch wäre nicht entstanden ohne die Unterstützung anderer Menschen, denen ich wichtige Anregungen verdanke und die mich beim Schreiben ermutigt und begleitet haben. Ihnen möchte ich auf diesem Weg meinen Dank aussprechen.

Allen voran möchte ich mich bei allen Klient*innen und Patient*innen bedanken, die sich mir im Lauf der Zeit anvertraut haben, von deren Geschichte ich lernen durfte und die mich mit der Vielfalt und Kreativität ihrer Bewältigungsmuster immer wieder aufs Tiefste berührt und beeindruckt haben. Ihren Mut, ihre Zuversicht, ihr Durchhaltevermögen und auch ihren Humor möchte ich an dieser Stelle besonders würdigen.

Ich danke den Freundinnen, die den Prozess des Schreibens eng begleitet haben und mir durch ihre konstruktive Kritik immer wieder neue Sichtweisen eröffnet haben, hier vor allem Barbara Beer, Annett Borcherding, Kay Lötsch, Tanja Rode und Christine Rüttgardt.

Ich danke Christiane Neuen vom Patmos Verlag, die das Buchprojekt initiiert und mit ihrer Klarheit und Sorgfalt sowie mit großem Engagement und richtunggebenden Hinweisen begleitet hat.

Ich möchte allen Lehrer*innen und Vorbildern danken, von denen ich viel Wertvolles gelernt habe, das auch in dieses Buch eingeflossen ist, insbesondere erwähnen möchte ich Gabriele Fröhlich-Gildhoff, Lotte Hartmann-Kottek, Polina Hilsenbeck, Michaela Huber, Gertraud Matthies, Ingrid Olbricht, Laurel Parnell, Luise Reddemann, Barbara Schaaf, Wolfgang Schroeder, Christoph von Aschoff, Angela Winkler, Ursula Wirtz.

Auch allen Kolleg*innen aus den Jahren meiner klinischen und ambulanten Tätigkeit möchte ich für die sehr fruchtbare und gute Zusammenarbeit meinen Dank aussprechen und ihnen alles Gute für die weitere Arbeit wünschen. Ebenso bin ich allen Teilnehmer*innen meiner Fortbildungen sehr dankbar für viele Fragen, die mir geholfen haben, meine Erfahrung und mein Wissen immer mehr zu vertiefen, und für die vielen Anregungen, die ich von ihnen erhalten habe.

Besonderer Dank gebührt C., die den Prozess des Entstehens, Schreibens und Veränderns dieses Buches am intensivsten miterlebt und mich immer wieder ermutigt hat, mein Wissen in die Welt zu tragen.

Anhang

Anmerkungen

1 Vgl. Bode (2015). Vgl. Lorenz (2005).
2 Kaléko (2007), S. 9.
3 Vgl. Leeners et al. (2003).
4 Vgl. Bundesministerium für Familie, Senioren, Frauen und Jugend (2004). Befragt wurden mehr als 10 000 Frauen im Alter von 16 bis 85 Jahren; vgl. auch die Studie der Agentur der Europäischen Union für Grundrechte (FRA): »Gewalt gegen Frauen: eine EU-weite Erhebung« (2014).
5 Vgl. Veröffentlichungen auf der Website des Bundesverbands der Frauenberatungsstellen und Frauennotrufe, https://www.frauen-gegen-gewalt.de (abgerufen zuletzt 08.11.2022).
6 Vgl. Olbricht (2004), S. 8 f.
7 Vgl. Rutschky (1992) und https://www.false-memory.de/ (abgerufen zuletzt 08.11.2022)
8 Vgl. Rush (1998).
9 Vgl. Masson (1984).
10 Vgl. Ursula Wirtz (2005).
11 Vgl. Buskotte (2007).
12 Heine (2006), S. 59.
13 Lutz Besser in seinen Fortbildungen und Fortbildungsunterlagen zu KReST (KReST = Körper-, Ressourcen- und Systemorientierte Traumatherapie), bisher nicht veröffentlicht.
14 Vgl. Leeners et al. (2003) sowie Simkin & Klaus (2015).
15 Vgl. Rode (2003).
16 Domin (1987), S. 294.
17 Vgl. Reddemann (2016).
18 »Multipel« zu sein bedeutet, verschiedene klar voneinander abgetrennte Persönlichkeiten in sich zu haben, die meist nichts voneinander wissen, aber abwechselnd die Kontrolle über den Körper und den Alltag übernehmen. Vgl. den Abschnitt »›Viele sein‹ und besser miteinander klarkommen« in Teil II, Kap. 1, S. 164.
19 Den Begriff »Jüngeres Ich« von Luise Reddemann finde ich hierfür sehr treffend und hilfreich. Vgl. hierzu Reddemann (2016) und Reddemann (2021).
20 Die Unterteilung in einzelne Untergruppen lehnt sich an das DBT-Konzept von M. Linehan an. Vgl. Linehan (2016).
21 Diese Übung wurde in Anlehnung an Luise Reddemann formuliert. Vgl. hierzu Reddemann (2016).
22 Vgl. Reddemann (2016).
23 Vgl. Reddemann (2021).
24 Vgl. Reddemann (2021).

25 Vgl. Shapiro & Trunk (2022).
26 Vgl. Spangenberg (2021).
27 Tedeschi (1999).
28 Vgl. Wirtz (2015).
29 Vgl. Büttner (2018) und Büttner et al. (2020)
30 Vgl. Deutsches Ärzteblatt (2008).
31 Kuni Becker hat dies bereits 2001 in ihrem Buch »Die perfekte Frau und ihr Geheimnis« sehr passend zum Ausdruck gebracht.
32 Bass & Davis (1991), S. 168.
33 Wirtz (2003), S. 10.
34 Die Anregung für die Baumübung in dieser Form stammt von Luise Reddemann. Vgl. hierzu Reddemann (2016).
35 Theobald, www.srtheobald.de.

Literatur

Bass, Ellen & Davis, Laura (1991/2008): Trotz allem. Wege zur Selbstheilung für Frauen mit Erfahrungen sexueller Gewalt. Berlin: Orlanda. Überarbeitete 13. Auflage.

Becker, Kuni (2001): Die perfekte Frau und ihr Geheimnis. Ess- und Brechsucht: Hilfen für Betroffene und Angehörige. Reinbek bei Hamburg: Rowohlt. 3. Auflage.

Bode, Sabine (2015): Die vergessene Generation. Die Kriegskinder brechen ihr Schweigen. Stuttgart: Klett-Cotta. 20. Auflage.

Boden, Marie & Feldt, Doris (2015): Krisen bewältigen, Stabilität erhalten, Veränderungen ermöglichen. Ein Handbuch zur Gruppenmoderation und zur Selbsthilfe. Köln: Psychiatrie Verlag, 5. Auflage.

Boden, Marie & Feldt, Doris: (2017): Trost und Hoffnung für den Genesungsweg. Ein Handbuch zur Gruppenmoderation und zur Selbsthilfe. Köln: Psychiatrie Verlag.

Bohus, Martin & Wolf, Martina (2018): Interaktives Skillstraining für Borderline-Patienten. Das Therapeuten-Manual. Stuttgart: Schattauer. 3. korrigierte und überarbeitete Auflage.

Boon, Suzette & Steel, Kathy & van der Hart, Onno (2013): Traumabedingte Dissoziation bewältigen. Ein Skills-Training für Klienten und ihre Therapeuten. Paderborn: Junfermann, 2. Auflage.

Büttner, Melanie (Hg.) (2018): Sexualität und Trauma. Grundlagen und Therapie traumaassoziierter sexueller Störungen. Stuttgart: Schattauer.

Büttner, Melanie & Schadwinkel, Alina & Stockrahm, Sven (2020): Ist das normal? Sprechen wir über Sex, wie du ihn willst. Weinheim: Beltz.

Bundesministerium für Familie, Senioren, Frauen und Jugend (2004): Lebenssituation, Sicherheit und Gesundheit von Frauen in Deutschland: Eine repräsentative Untersuchung zu Gewalt gegen Frauen in Deutschland.

Bundesverband der Frauenberatungsstellen und Frauennotrufe. www.bv-bff.de (letzter Zugriff am 30. August 2022).

Buskotte, Andrea (2007): Gewalt in der Partnerschaft. Ursachen – Auswege – Hilfen. Ostfildern: Patmos.

Dana, Deb (2021): Die Polyvagal-Theorie in der Therapie: Den Rhythmus der Regulation nutzen. Lichtenau: Probst. 3. Auflage.

Davis, Laura (2011): Verbündete. Ein Handbuch für Partner und Partnerinnen von Überlebenden sexueller Gewalt. Berlin: Orlanda. 3. veränderte Auflage.

Deutsches Ärzteblatt (2008): Prävention von Essstörungen. »Leben hat Gewicht«. Jg. 105, Heft 1–2, 7. Januar 2008.

Domin, Hilde (1987): Gesammelte Gedichte. Frankfurt am Main: S. Fischer.

Dulz, Birger & Schneider, Angela (2004): Borderline-Störungen. Theorie und Therapie. Stuttgart: Schattauer. 2., durchgesehene und ergänzte Auflage, 4. Nachdruck.

Emcke, Carolin (2019): Ja heißt ja und … Frankfurt: Fischer.

Enders, Ursula (Hg.) (2003): Zart war ich, bitter war's. Handbuch gegen sexuellen Missbrauch. Köln: Kiepenheuer & Witsch. Aktualisierte Auflage.

Firus, Christian (2020): Der lange Schatten der Kindheit. Seelische Verletzungen und Traumata überwinden. Ostfildern: Patmos.

Firus, Christian et al. (2019): Traumatherapie in der Gruppe. Grundlagen, Gruppenarbeitsbuch und Therapie bei Komplextrauma. Stuttgart: Klett Cotta. 2. Auflage.

Flatten, Guido et al. (2018): Posttraumatische Belastungsstörung. S3-Leitlinie und Quellentexte. Stuttgart: Schattauer.

Gschwend, Gaby (2006): Nach dem Trauma. Ein Handbuch für Betroffene und ihre Angehörigen. Bern u. a.: Huber.

Hammer, Cornelia (2022): Im Körper zu Hause sein: Mit Zapchen Somatics zu Leichtigkeit und Wohlbefinden. Stuttgart: Klett Cotta. 3. Auflage.

Heine, Heinrich (2006): Buch der Lieder. Neu-Isenburg: Melzer.

Henderson, Julie (2005): Embodying Well-Being. Wie man sich trotz allem wohl fühlen kann. Bielefeld: AJZ. 2. Auflage.

Herman, Judith L. (2018): Die Narben der Gewalt. Traumatische Erfahrungen verstehen und überwinden. Paderborn: Junfermann. 5. Auflage.

Huber, Michaela (2015): Der geborgene Ort. Sicherheit und Beruhigung bei chronischem Stress. Ein Übungsbuch mit CD. Paderborn: Junfermann. 4. Auflage.

Huber, Michaela (2010): Der Innere Garten. Ein achtsamer Weg zur persönlichen Veränderung. Übungen mit CD. Paderborn: Junfermann. 4. Auflage.

Huber, Michaela (2020): Trauma und die Folgen. Trauma und Traumabehandlung, Teil 1. Paderborn: Junfermann. 6. Auflage.

Huber, Michaela (2022): Wege der Traumabehandlung. Trauma und Traumabehandlung, Teil 2. Paderborn: Junfermann. Überarbeitete Auflage.

Hüther, Gerald (2018): Biologie der Angst: Wie aus Stress Gefühle werden. Göttingen: Vandenhoeck & Ruprecht. 13. Auflage.

Hüther, Gerald (2014): Die Macht der inneren Bilder. Wie Visionen das Gehirn, den Menschen und die Welt verändern. Göttingen: Vandenhoeck & Ruprecht. 8. Auflage.

Kaléko, Mascha (2007): Mein Lied geht weiter. München: dtv.

Kreisman, Jerold J. & Straus, Hal (2012): Ich hasse dich – verlass mich nicht. Die schwarz-weiße Welt der Borderline-Persönlichkeit. München: Kösel. 8. Auflage.

Leeners, B.; Richter-Appelt, H. et al. (2003): Schwangerschaft und Mutterschaft nach sexuellen Missbrauchserfahrungen im Kindesalter. In: Deutsches Ärzteblatt, Jg. 100, Heft 11, S. 715–719.

Levine, Peter A. (1998): Trauma-Heilung: das Erwachen des Tigers. Unsere Fähigkeit, traumatische Erfahrungen zu transformieren. Essen: Synthesis.

Levine, Peter A. (2011): Sprache ohne Worte. Wie unser Körper Trauma verarbeitet und uns in die innere Balance zurückführt. München: Kösel. 10. Auflage.

Linehan, Marsha (2016): Handbuch der Dialektisch-Behavioralen Therapie (DBT) Bd. 1: Skills Training Manual: Zur Behandlung psychischer Störungen (CIP-Medien). Gießen: Psychosozial-Verlag.

Lorenz, Hilke (2005): Kriegskinder. Das Schicksal einer Generation. Berlin: List.

Masson, Jeffrey (1984): Was hat man dir, du armes Kind, getan? Sigmund Freuds Unterdrückung der Verführungstheorie. Reinbek bei Hamburg: Rowohlt.

Najavits, Lisa (2019): Posttraumatische Belastungsstörung und Substanzmissbrauch: Das Therapieprogramm »Sicherheit finden«. Göttingen: Hogrefe, 2. Auflage.

Olbricht, Ingrid (2002): Was Frauen krank macht. Der Einfluss der Seele auf die Gesundheit der Frau. München: Kösel.

Olbricht, Ingrid (2004): Wege aus der Angst. Gewalt gegen Frauen. Ursachen, Folgen, Therapie. München: C. H. Beck.

Parnell, Laurel (1999): EMDR – der Weg aus dem Trauma. Über die Heilung von Traumata und emotionalen Verletzungen. Paderborn: Junfermann.

Peichl, Jochen (2022): Jedes ich ist viele Teile. Die inneren Selbst-Anteile als Ressource nutzen. München: Kösel. Überarbeitete Auflage.

Peichl, Jochen (2020): Innere Kinder, Täter, Helfer & Co. Ego-State-Therapie des traumatisierten Selbst. Stuttgart: Klett-Cotta. 7. Auflage.

Reddemann, Luise (2021): Die Welt als unsicherer Ort. Psychotherapeutisches Handeln in Krisenzeiten. Stuttgart: Klett-Cotta.

Reddemann, Luise (2016): Imagination als heilsame Kraft. Zur Behandlung von Traumafolgen mit ressourcenorientierten Verfahren. Stuttgart: Klett-Cotta. 23. Auflage.

Reddemann, Luise (2018): Kriegskinder und Kriegsenkel in der Psychotherapie. Folgen der NS-Zeit und des Zweiten Weltkriegs erkennen und bearbeiten. Eine Annäherung. Stuttgart: Klett Cotta. 6. Auflage.

Reddemann, Luise (2021): Psychodynamisch Imaginative Traumatherapie – PITT. Ein Mitgefühls- und ressourcenorientierter Ansatz in der Psychotraumatologie. Stuttgart: Klett-Cotta. 2. überarbeitete Auflage.

Rode, Tanja: »Heilung« – Gesundheit – Normalität. Einige kritische Anmerkungen zu einem problematischen Begriff. Vortrag, gehalten am 2. Juli 2003 im Rahmen von »Heilung – Wege aus der verwundeten Gesellschaft«. 10. Feministischer Studientag für Frauen und Männer am Fachbereich Evangelische Theologie der Philipps-Universität Marburg.

Rost, Christine (2022): Ressourcenarbeit mit EMDR – neue Entwicklungen: Vom Aushalten zum Verändern. Paderborn: Junfermann.

Rost, Christine & Overkamp, Bettina (2018): Selbsthilfe bei posttraumatischen Symptomen: Übungen für Körper, Geist und Seele. Paderborn: Junfermann.

Rothschild, Babette (2011): Der Körper erinnert sich. Die Psychophysiologie des Traumas und der Traumabehandlung. Essen: Synthesis. 5. Auflage.

Rush, Florence (1998): Das bestgehütete Geheimnis: Sexueller Kindesmißbrauch. Berlin: Orlanda.

Rutschky, Katharina (1992): Erregte Aufklärung. Kindesmißbrauch: Fakten u. Fiktionen. München: Goldmann.

Sachsse, Ulrich (2018): Traumazentrierte Psychotherapie. Theorie, Klinik und Praxis. Stuttgart: Schattauer. 4. Auflage.

Shapiro, Francine & Trunk, Christoph (2022): EMDR. Grundlagen und Praxis. Handbuch zur Behandlung traumatisierter Menschen. Paderborn: Junfermann. 3. Auflage.

Simkin, Penny & Klaus, Phyllis (2015): Wenn missbrauchte Frauen Mütter werden. Die Folgen früher sexueller Gewalt und therapeutische Hilfen. Stuttgart: Klett Cotta.

Spangenberg, Ellen (2021): Behutsame Trauma-Integration (TRIMB). Belastende Erfahrungen lösen mit Atmung, Bewegung und Imagination. Stuttgart: Klett Cotta. 5. Auflage.

Tedeschi, Richard G. (1999): Violence transformed: posttraumatic growth in survivors and their societies. In: Aggression and Violent Behavior 4 (3), S. 319–341.

Thierbach, Regina & Butollo, Willi (2005): Trauma – Leben nach einer extremen Erfahrung. Stuttgart: MVS.

Van der Kolk, Bessel (2015): Verkörperter Schrecken: Traumaspuren in Gehirn, Geist und Körper und wie man sie heilen kann. Lichtenau: Probst. 7. Auflage.

Wirtz, Ursula (2003): Die spirituelle Dimension der Traumatherapie. Transpersonale Psychologie und Psychotherapie 1/2003, S. 4–17.

Wirtz, Ursula (2005): Seelenmord. Inzest und Therapie. Stuttgart: Kreuz.

Wirtz, Ursula (2018): Stirb und werde: Die Wandlungskraft traumatischer Erfahrungen. Ostfildern: Patmos.

Wöller, Wolfgang (2018): Trauma und Persönlichkeitsstörungen: Ressourcenbasierte Psychodynamische Therapie (RPT) traumabedingter Persönlichkeitsstörungen. Stuttgart: Schattauer. 2. überarbeitete Auflage.

Bücher zum Weiterlesen

Bauer, Joachim (2013): Das Gedächtnis des Körpers. Wie Beziehungen und Lebensstile unsere Gene steuern. München: Piper. 9. Auflage.

Berg, Fabienne (2014): Übungsbuch Resilienz: 50 praktische Übungen, die der Seele helfen, vom Trauma zu heilen. Mit CD. Paderborn: Junfermann.

Brähler, Christine (2020): Neue Wege aus der Einsamkeit. Mit Selbstmitgefühl zu mehr Verbundenheit finden. München: Irisiana Verlag.

Büttner, Melanie & Schadwinkel, Alina & Stockrahm, Sven (2020): Ist das normal? Sprechen wir über Sex, wie du ihn willst. Weinheim: Beltz.

Buskotte, Andrea (2007): Gewalt in der Partnerschaft. Ursachen – Auswege – Hilfen. Ostfildern: Patmos (nur noch antiquarisch).

Canacakis, Jorgos & Bassfeld-Scheppers, Annette (2006): Auf der Suche nach den Regenbogentränen. Heilsamer Umgang mit Abschied und Trauer. München: Bertelsmann (nur noch antiquarisch).

Croos-Müller, Claudia (2011): Kopf hoch – das kleine Überlebensbuch: Soforthilfe bei Stress, Ärger und anderen Durchhängern. München: Kösel. Es gibt zahlreiche weitere Bücher und Materialien der Autorin mit verschiedenen Schwerpunkten.

Davis, Laura (2011): Verbündete. Ein Handbuch für Partner und Partnerinnen von Überlebenden sexueller Gewalt. Berlin: Orlanda. 3. veränderte Auflage.

Davis Bush, Ashley (2017): Das kleine Buch der Ruhe und Gelassenheit. Ganz entspannt die Stürme des Alltags meistern. München: Heyne.

Gapp-Bauß, Sabine (2017): Depression und Burn-out überwinden. Ihr roter Faden aus der Krise. Die wirksamsten Selbsthilfestrategien. Kirchzarten: VAK Verlag.

Haines, Staci (2019): Ausatmen. Wege zu einer selbstbestimmten Sexualität für Frauen, die sexuelle Gewalt erlebt haben. Berlin: Orlanda. 2. Auflage.

Hühn, Susanne (2016): Was dir Kraft gibt. Kleine Rituale für das tägliche Glück. Darmstadt: Schirner.

Johnston, Anita (2007): Die Frau, die im Mondlicht aß. Ess-Störungen überwinden durch die Weisheit uralter Märchen und Mythen. München: Droemer Knaur.

Klein, Stefan (2014): Die Glücksformel oder Wie die guten Gefühle entstehen. Frankfurt: Fischer. 2. Auflage.

Neff, Kristin (2014): Selbstmitgefühl – Schritt für Schritt. Buch mit vier CDs. Freiburg: Arbor.

Reddemann, Luise & Dehner-Rau, Cornelia (2020): Trauma verstehen, bearbeiten und überwinden. Ein Übungsbuch für Körper und Seele. Stuttgart: Trias. 6. Auflage.

Reddemann, Luise (2020): Eine Reise von 1.000 Meilen beginnt mit dem ersten Schritt. Seelische Kräfte entwickeln und fördern. Freiburg: Herder.

Reddemann, Luise (2016): Imagination als heilsame Kraft. Zur Behandlung von Traumafolgen mit ressourcenorientierten Verfahren. Stuttgart: Klett-Cotta. 23. Auflage.

Richardson, Diane (2011): Slow Sex: Zeit finden für die Liebe. München: Heyne. 10. Auflage.
Rohwetter, Angelika (2016): Es gibt ein Leben nach der Therapie. Stuttgart: Klett Cotta.
Rost, Christine & Overkamp, Bettina (2018): Selbsthilfe bei posttraumatischen Symptomen: Übungen für Körper, Geist und Seele. Paderborn: Junfermann.
Stern, Adriana (2017): Hannah und die anderen. Roman über ein multiples Mädchen. Hamburg: Argument/Ariadne. Veränderte Neuauflage.
Wardetzki, Bärbel (2015): Iss doch endlich mal normal. Hilfen für Angehörige von essgestörten Mädchen und Frauen. München: Kösel (nur als E-Book).
Wardetzki, Bärbel (2014): Ohrfeige für die Seele. Wie wir mit Kränkung und Zurückweisung besser umgehen können. München: Kösel.
Wortmann, Konstanze (2015): Wege in den erholsamen Schlaf: Übungen, die den Schlaf einladen und zum Bleiben bewegen. Mit CD. Paderborn: Junfermann.

Hilfreiche Bilderbücher

Bauer, Jutta (2018): Die Königin der Farben. Weinheim: Beltz & Gelberg. Neuausgabe.
Cave, Kathryn & Riddell, Chris (1994): Irgendwie anders. Hamburg: Oetinger (nur antiquarisch).
Ende, Michael & Fuchshuber, Annegret (2018): Das Traumfresserchen. Stuttgart: Thienemann Verlag. 7. Auflage.
Enders, Ursula & Wolters, Dorothee (2020): Wir können was, was ihr nicht könnt. Ein Bilderbuch über Zärtlichkeit und Doktorspiele. Mit pädagogischem Begleitmaterial. Köln: Mebes und Noack, 8. Auflage.
Frey, Jana & Altegoer, Regine (2001): Was ist bloß mit Titus los? Ravensburg: Ravensburger (nur antiquarisch).
Heine, Helme (2020). Foxtrott. Hamburg: Impian.
Heine, Helme (2021): Freunde. Weinheim: Beltz & Gelberg. 2. Auflage der Neuausgabe.
Lionni, Leo (2022): Frederick. Weinheim: Beltz. 19. Auflage.
Lionni, Leo (2022): Swimmy. Weinheim: Beltz. 17. Auflage.
Mackesy, Charlie (2021): Der Junge, der Maulwurf, der Fuchs und das Pferd. Berlin: Ullstein. 10. Auflage.
Snunit, Michal (2018): Der Seelenvogel. Hamburg: Carlsen.

Verzeichnis der Übungen, Fragen zur Selbsteinschätzung und Infos

Übungen

Fragen zur Selbsteinschätzung

Infos

Adressen

Adressen von Beratungsstellen

Da es sehr viele Frauenberatungsstellen im deutschsprachigen Raum gibt, können sie nicht alle einzeln aufgeführt werden. Über die folgenden Internetadressen können Sie sich Beratungsstellen in der Nähe Ihres Wohnorts heraussuchen.

Deutschland

www.frauen-gegen-gewalt.de
Bundesverband der Frauenberatungsstellen und Frauennotrufe. Diese Website hat eine Suchfunktion: Unter »Hilfe und Beratung«, Unterpunkt »Hilfe vor Ort« können Sie Hilfsangebote in Ihrer Nähe erfragen und hierbei nach Ort, Beratungsschwerpunkten, Sprache, Barrierefreiheit und Postleitzahl filtern. Außerdem enthält die Website viele Informationen zum Thema häusliche und sexualisierte Gewalt.

www.wildwasser.de
Diese Website wird von Wildwasser Groß-Gerau e.V. zur Verfügung gestellt und enthält bundesweit Adressen von Beratungsstellen für Kinder, Jugendliche und Erwachsene, die sexualisierte Gewalt erlebt haben. Auch Angehörige und Berufsgruppen können sich meist beraten lassen. Es kann anhand der Deutschland-Übersichtskarte gesucht werden.

www.frauenhauskoordinierung.de
Hier finden sich mit einer Suchfunktion Frauenhäuser und Frauenberatungsstellen, darüber hinaus umfassendes Infomaterial.

www.frauenhaus-suche.de
Übersicht der Frauenhäuser und Erläuterungen auch in »leichter« Sprache. Die Website verfügt über einen Notausttiegsbutton, sodass jederzeit die Suche beendet werden kann und eine unverfängliche Adresse erscheint, sicheres Surfen wird genauer erklärt.

www.bag-mädchenhäuser.de
Bundesweite Übersicht der Mädchenhäuser.

www.frauengesundheitszentren.de
Adressenliste der Zentren in Deutschland sowie Infomaterial zu verschiedenen Themen.

www.hilfetelefon.de
Telefon- und Online-Beratung rund um die Uhr, kostenfrei und anonym unter der Nummer 08000 116 016. Die Website enthält zudem viele und umfassende Informationen und einen Notausstiegsbutton.

nina-info.de
Telefon- und online-Beratung für Betroffene, Angehörige und Fachkräfte. Hier findet sich auch das Hilfe-Telefon berta für Beratung bei organisierter sexualisierter und ritueller Gewalt unter der kostenfreien Nummer 0800 30 50 750.

www.hilfe-portal-missbrauch.de
Anlaufstelle der Unabhängigen Beauftragten für Fragen des sexuellen Kindesmissbrauchs. Telefonische Beratung, viele Infos auf der Website und Suchfunktion für Anlaufstellen vor Ort.

www.fonds-missbrauch.de
Von sexuellem Missbrauch Betroffene können hier einen Antrag auf Unterstützung stellen, maximal 10.000 Euro werden bewilligt. Die Website enhält alle Informationen rund um die Antragsstellung inkl. der Formulare und verweist auch auf Beratungsstellen.

www.dajeb.de
Adressenliste von Beratungsstellen in Deutschland, erstellt von der Deutschen Arbeitsgemeinschaft für Jugend- und Eheberatung e. V. (DAJEB, wird ca. 14-tägig aktualisiert, enthält neben frauenspezifischen Beratungsstellen auch viele andere Anlaufstellen, Suchfunktion nach Ort oder Postleitzahl unter »Beratungsführer online«.

Österreich

www.netzwerk-frauenberatung.at
Informationen zum Thema Gewalt sowie Adressen im Menü unter »Beratungsstellen« und Unterpunkt »Standorte«.

www.sexuellegewalt.at
Bund autonomer Beratungsstellen bei sexueller Gewalt, Adressen unter »Hilfe bekommen« Unterpunkt »Unsere Beratungsstellen«.

Schweiz

www.frauenhaeuser.ch/de
Dachorganisation der Frauenhäuser Schweiz und Liechtenstein, Übersicht von Anlaufstellen im Menü unter »Frauenhäuser«.

www.frauennottelefon.ch
Im Menü unter »Links/Downloads« sind verschiedene Arten von Anlaufstellen aufgeführt.

Adressen von Kliniken
www.vielfalt-info.de/index.php/info-material/kliniken

Zitat- und Bildnachweis

S. 180: Portia Nelson, Autobiografie in fünf kurzen Kapiteln. Aus: THERE'S A HOLE IN MY SIDEWALK: THE ROMANCE OF SELF-DISCOVERY by Portia Nelson. Copyright © 1993 by Portia Nelson. Reprinted with the permission of Beyond Words / Atria Books, a division of Simon & Schuster, Inc. All rights reserved. Übersetzung von Karin Ayche.

S. 198: Simone Rosemarie Theobald, Göttinnensegen, aus: CD »Steige ein in die Barke der Mondin«. © Autorin, www.srtheobald.de.

Abbildung auf S. 31f.: Ellen Spangenberg.